JN300987

# 看護・介護を助ける姿勢と動作
## イラストで学ぶボディメカニクス

小川鑛一 著

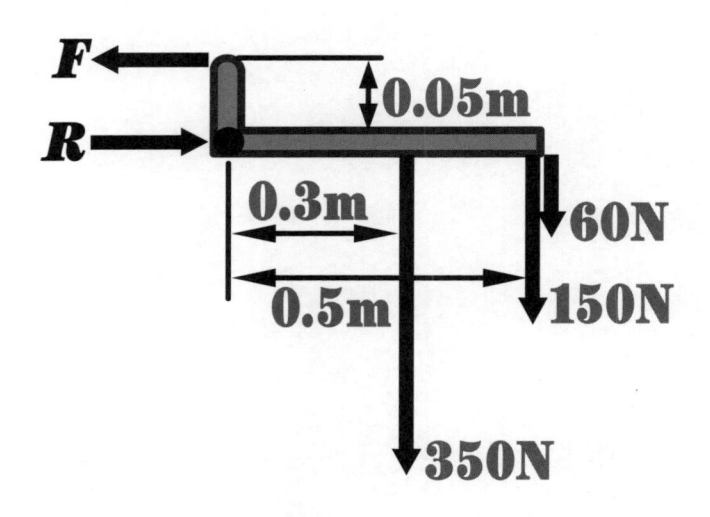

東京電機大学出版局

# はじめに

　看護や介護業務において，ベッドメーキング，体位変換，車いす移乗などの動作が多く行われていることでしょう。このときにとる姿勢や動作は，前傾姿勢，ひねり姿勢，持ち上げ動作，左右アンバランスな筋活動などです。これらの動作を行うと，腰椎や椎間板，腰部筋群へ過度の負荷がかかり，その結果，腰痛が起こる可能性が高まります。看護師・介護士の腰痛発症率は70％とも80％ともいわれるほどに高く，腰痛予防の方法として，看護・介護動作時の"ボディメカニクス"の活用が推奨されています。

　筆者は看護大学や看護専門学校で「看護人間工学」という科目を担当しており，何冊かの教科書と参考書[6]〜[9]を上梓しました。この教科書を使ってボディメカニクスを取り入れた人間工学の授業を行ってみると，初めの頃はこの科目になじめないようです。"工学"という文字がアレルギーとなっているためか，内容を理解してもらうまでに時間を要します。しかし，物理や力学に密接な関係がある看護援助動作の説明，用具を使った介助の実演とともに，電車内の手すり，SuicaやPASUMOなどの自動改札システム開発，トイレ洗浄機の開発に人間工学の手法が取り入れられていること，身近な物にはペン，消しゴム，ナイフなどの文房具にも人間工学が応用されていることなどを話すと，にわかに講義を熱心に聴講する気配が感じられます。そして，「身近な人間工学を探せ！」という課題を出してからは，人間工学を応用した製品に囲まれ，いろいろ使ってみてすばらしい物が身の回りや自宅に沢山あることに気がつき，それらをよく観察するようになります。さらに，ボディメカニクスの実例をいくつか紹介すると，ボディメカニクスは人間工学，物理・力学に関係があることがわかり，授業終了時には人間工学の講義は看護・介護業務には絶対必要であるという声も聞こえます。

　本来，人間工学は人間と物との接点に関わる安全・デザインに主眼がおかれ，

効率・能率，安全性を確保するために発達してきました．安全で使いやすい物があふれ豊かになった現在，人間工学は人の動作や人を扱う看護・介護の分野においても応用されるようになってきました．特にME機器をはじめとする医療用具や機器を扱う看護・介護の分野では，あえて人間工学の応用といわなくても，そこにはその思想が当然のように取り入れられた開発がなされ，製品化されて普及しています．

　患者，障害者，高齢者の日常援助においても，脊柱障害や腰痛を起こしたり大きな負担を被ることが多い看護・介護業務では，その援助動作に力学原理に基づいたボディメカニクスの応用が必要とされています．これらを予防する，あるいは援助負担を軽減するための技術としてボディメカニクスの講義を人間工学の講義の中に設けてあります．しかし，看護や介護学生の多くは物理や力学原理を素通りしてきた，どちらかというと文科系志向の人が多のではないでしょうか．そのため，講義や実習で「ボディメカニクス技術の有効性はある程度認めるが，その有効性がどの程度あるか」という，ボディメカニクスの原理や理屈を知ることに対しては消極的なところがあります．

　腰痛が起こる主たる原因は地球上に重力があるためです．本書では，その重力の意味と身体の重心や重心線の意味，あるいは転倒のメカニズムを理解するために必要な支持基底面，さらに身体にかかる力の負担を考えるために重要な力のモーメント，テコ原理など力学原理をやさしく説明し，その力学に基づくボディメカニクスの原理を看護・介護動作に応用する意義を解説します．ボディメカニクスの原理が理解できれば，やってはいけない動作とともに，「ボディメカニクスを応用したら自身の体を障害から守れる」という自覚をもてるようになるでしょう．ボディメカニクスは看護・介護分野の専用技術ではありません．私たちが日常生活で出会うあらゆる姿勢や動作に関係するもので，本書でも説明するように自転車を漕ぐ動作，階段の上り下り動作，自動車運転時の姿勢，各種スポーツ時の姿勢や動作などあらゆる人間の生活場面，活動場面にボディメカニクスは有効です．

　看護学生から力，ベクトル，重心，力（kgf）と質量（kg）の違い，力のモー

メント，摩擦などがよくわからないという声を聞きます。このボディメカニクスのことを知るためには，力学の基礎が必須条件です。しかし，物理・力学を苦手とする看護・介護学生にとって，このボディメカニクスの理屈を直ぐに理解することは困難でしょう。そこで，まず初めに第1章の簡単な不思議発見実験を皆さんが体験してみて下さい。「これはなぜか？」という疑問をもつことでしょう。続いて，第2章でボディメカニクスとは何かを理解するため，身近な例をあげてその理由を説明します。第3章でボディメカニクスを理解するための力学をわかりやすく解説します。そして，最後の第4章において看護や介護作業中に患者を抱き起こしたり，薬品ケースなどの重量物を持ったり運んだりする場合のボディメカニクスについて，図やイラストを用いて詳述します。

　ボディメカニクスに深い関わりのある物理学・力学が苦手な学生，看護師，介護士の皆さんでも内容を理解できるように，工夫して解説しました。本書で述べるボディメカニクスを活用され，腰痛発症の予防や看護・介護時の負担軽減に役立つことを願っています。

　最後に，これまでの人間工学シリーズの編集・出版に対して大変お世話になった石沢岳彦さんに，今回も無理なお願いをして本書の編集にご協力いただきました。ここにあらためて厚くお礼申し上げます。

　　平成22年5月

小川鑛一

# 目次

## 第1章 やってみようボディメカニクス！ ……………………………… 1

- 1.1 つま先立ちの実験 〈5〉
- 1.2 壁にお尻と踵をつけてお辞儀する実験 〈6〉
- 1.3 片手,上体,片足を壁につけて壁と反対側の足を持ち上げる実験 〈7〉
- 1.4 座位姿勢で足位置を変えて立ち上がる実験 〈8〉
- 1.5 座位姿勢で上体を傾けないで立つ実験 〈10〉
- 1.6 立位の人があなたのおでこに指先を当てた状態で立つ実験 〈11〉
- 1.7 立位の人があなたに手を差し伸べた状態で立つ実験 〈12〉
- 1.8 座ったあなたが前傾しながら立つ実験 〈13〉
- 1.9 慣性の効果を確める糸切り実験 〈14〉
- 1.10 10円玉が居残る実験で慣性の効果を知る実験 〈15〉

## 第2章
## 身近なボディメカニクスを考える ………………………… 17

- 2.1 人間の姿勢・動作と力学について（ボディメカニクス入門） 〈19〉
- 2.2 日常生活に見るボディメカニクス 〈32〉
- 2.3 仕事に見るボディメカニクス 〈39〉
- 2.4 看護・介護に見るボディメカニクス 〈46〉
- 2.5 スポーツに見るボディメカニクス 〈50〉

## 第3章
## ボディメカニクスを理解するためのやさしい力学 …… 53

- 3.1 人間の機能，特徴，能力の限界 〈55〉
- 3.2 力と圧力の違いは何か（力の単位，圧力の単位，質量，ベクトル） 〈59〉
- 3.3 滑らかな動きと速度・加速度について 〈73〉
- 3.4 動き出したら止まらない慣性について 〈85〉
- 3.5 重力があるから腰痛が起こる 〈91〉
- 3.6 重心を支持基底面内に収めて転倒を防止する 〈98〉
- 3.7 テコの原理を知って仕事を楽にする 〈107〉
- 3.8 力のモーメントで負担の大きさがわかる 〈114〉
- 3.9 姿勢の安定・不安定について 〈127〉
- 第1章の実験課題の解答 〈133〉

## 第4章 看護・介護の姿勢・動作とボディメカニクス ......... 137

- 4.1 看護・介護に役立つ基礎ボディメカニクス 〈137〉
- 4.2 腰痛を起こす要因と予防 〈138〉
- 4.3 自力で動く姿勢・動作を考える 〈146〉
- 4.4 看護師の日常業務を考える 〈149〉
- 4.5 負担が大きい看護・介護動作を考える 〈158〉
- 4.6 用具を使用した看護・介護作業を考える 〈169〉
- 4.7 看護・介護動作のエビデンスを考える 〈175〉
- 4.8 看護介護動作のボディメカニクスとキネステティクについて 〈182〉
- 4.9 ボディメカニクスを振り返る 〈186〉

　　参考文献 〈188〉

　　索引 〈190〉

# 第1章

# やってみようボディメカニクス！

　ボディメカニクスは身体に関わる"力学"です。この力学というのは機械，建築，土木など工学分野においては必須科目で，クレーンのような機械装置ならその構造材料や強度について，そして動く部分があればそれに関する速度や加速度を学ぶ分野です。また，橋は土木工学に関係し，それが崩壊しないための材料を選定し，力学的強度を計算します。さらに力（圧縮力・引張り力・せん断力），圧力，テコの原理，力のモーメントなどという物理学の基礎にも関わっています。人間の骨格は機械の構造体に対応し，それらを筋肉が出す力を使って動かします。骨格はリンク機構（棒状物体を繋ぎ合わせた機械装置で，蒸気機関車の動輪に見られる棒状の動くメカニズム，あるいは乗り物のブレーキ装置，自動ドアの戸締り機構などに用いられている），筋肉はエンジンやモータ，脳はコンピュータに対応させて考えることができます。

　物や人を動かす，運ぶ，回す，滑らすという場面では物理学や力学が必ず関係し，こうした動きを実現させることは人間でも機械（ロボット）でも可能です。人間（ボディ）に力学（メカニクス）を応用し，安全で効率・能率のよい仕事を達成させるというのが**ボディメカニクス**（Body Mechanics）の原理です。

　これらの力学原理を看護や介護に応用するにあたり，どのような場面が力学に関係しているかを，まず被験者となって体験してみるとよく理解できます。そこで本章では，いつでもどこでも実験可能な簡単な姿勢・動作をいくつか用意しました。看護・介護では，患者や利用者がいて，その方々の介助のため看護師・介護士は自身の姿勢，患者の姿勢を変えながら，大きな力を発揮しています。ここでは，皆さんが不自然な姿勢や動作を体験し，そのような動作が可能か不可能かを考えます。そして，できない動作には力学的な理由がありますので，そのしく

みについては第3章で詳しく説明をします。このような出来ない動作の理由や理屈を理解して，看護・介護作業において同じような場面に出会ったときには，この体験場面を思い出して下さい。きっと，臨床現場におけるボディメカニクス応用の本質がわかることでしょう。

　ボディメカニクスの理屈を理解するためには，それなりの力学用語や基礎知識が必要です。これらについては，この章に述べる実験を行ってから考えることにします。ここで行う実験がなぜうまくいかないかを自身で体験してから，その理屈を理解する力学の諸原理を説明したほうがよいと考え，それらを第3章の章末でまとめて説明することにしました。まず，ボディメカニクスの原理・力学の原理に進む前に，できないあるいは無理・困難な姿勢や動作を読者自身が体験して下さい。そして，できない姿勢（困難な姿勢）や動作をできるようにするためにどうすればよいかを考えましょう。

　次のような姿勢と動作の実験10項目を用意しました。一人でも簡単に直ぐ行える実験ですので，ぜひ体験してみてください。詳しい実験方法は，1.1節（5ページ）以降で解説をします。それによって後述する力学の理屈がよくわかります。

《実験1》　　つま先立ちの実験
　　　　　　① 机の前に立ち，どこにも触れずにつま先立ちをする。
　　　　　　② 次につま先立ち状態で片手あるいは両手を机に当ててください。
《実験2》　　壁にお尻と踵をつけてお辞儀する実験
　　　　　　① 壁にお尻と踵をつけた状態でお辞儀をしてください。
　　　　　　② 一歩前に出て同じようにお辞儀をしてください。
《実験3》　　片手，上体，片足を壁につけて壁と反対側の足を持ち上げる実験
　　　　　　　壁と直角に起立し，片手を上げます。その上げた手，片足，上体の側面を壁につけ，壁側と反対の足を上げてください。

《実験4》　座位姿勢で足位置を変えて立ち上がる実験
　　　　　座位姿勢で，
　　　　　① 足を引いてから立ち上がってください。
　　　　　② 足を前方に伸ばして立ち上がってください。

《実験5》　座位姿勢で上体を傾けないで立つ実験
　　　　　座位より上体を前傾させないで立ち上がってください。

《実験6》　立位の人があなたのおでこに指先を当てた状態で立つ実験
　　　　　立位の人が座っているあなたのおでこに指先を当て，その状態で立ち上がってみてください。

《実験7》　立位の人があなたに手を差し伸べた状態で立つ実験
　　　　　《実験5》の上体を前傾させない状態で，立位の人が座位のあなたに手を差し伸べ立ち上がってください。

《実験8》　座ったあなたが前傾しながら立つ実験
　　　　　座った状態で上体を前傾させてから立ち上がってください。

《実験9》　慣性の効果を確める糸切り実験
　　　　　ハンディホチキス（約100グラム）の両側に糸を結んでください。片方の糸を例えば天井のような高い所に結びつけ，そのホチキスを吊るします。もう片方の糸を引っ張れるようにぶら下げておいてください。
　　　　　① 下側の糸を<u>ゆっくり</u>引いてください。
　　　　　② 切れた糸を付け替え，今度は下側の糸を<u>急に</u>引いてください。

《実験10》　10円玉が居残る実験で慣性の効果を知る実験
　　　　　厚紙（または使用済みの葉書きなど）をコップの上に乗せ，その上に10円玉を乗せます。
　　　　　① その厚紙を<u>ゆっくり</u>引いてください。
　　　　　② 厚紙を<u>速く</u>引いてください。

《実験9》と《実験10》は，「慣性のことがよく理解できない」という声を多く聞きます。ここで，それを実験で確認し，理解していただくために設けました。
　以上10項目の実験を通し，看護師が姿勢を少し変え重心位置を調整する，あるいは患者の協力を得て姿勢や位置を少し調整すると介助動作が容易になることがわかります。このような介助では，患者に手すりや机，椅子などにつかまるあるいは触れるように指示することもあります。手すり，机，椅子などに触れるだけで姿勢の安定が保てる理屈は，第3章の力学原理やボディメカニクスの原理を学習した後に明らかになります。それでは，実験にとりかかりましょう。

## 1.1 つま先立ちの実験《実験 1》

　図 1.1 はつま先立ち実験の様子を示します。図中の説明文 b のように手を机に触れない状態で踵を挙げ，つま先立ちをします。若い人であれば比較的長時間立っていられるでしょう。しかし，お年寄りになるとそれが困難になります。つぎに図 1.1 の説明文 a のように踵を上げた状態で，手を机（壁でもよい）に触れます。その場合，手をどこにも触れないフリー状態の場合に比べて，身体にどのような変化が現れたでしょうか。何か身体に変化があったと思います。そうです，手を机に触れたとたんにこれまで揺れ動いていた身体の揺れはおさまり安定します。そして，つま先で長い間立てることに気がつきます。このように，身体の揺れがなくなったことを"身体が安定した状態になる"といいます。つまり，揺れていた身体が揺れなくなったからこのようにいうのです。もちろん，踵を下ろし普通の二足立ちになれば，さらに安定することはいうまでもありません。このようにやや不安定であった身体状態が安定になることは，後述する支持基底面が広がるからです〔第3章の支持基底面，安定・不安定を参照〕。

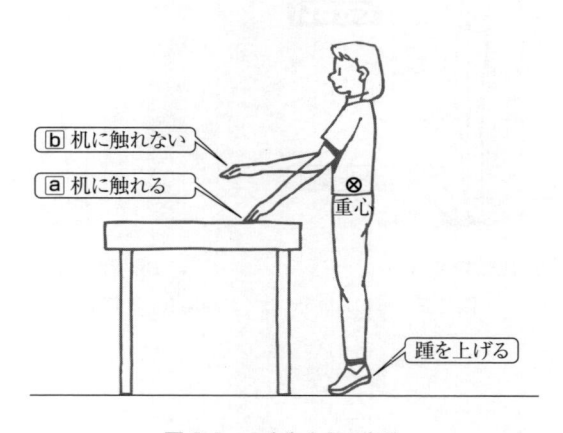

図 1.1　つま先立ちの実験

## 1.2　壁にお尻と踵をつけてお辞儀する実験《実験2》

　図1.2(a)に示すようにお尻と踵の後部を壁につけて立ち，その状態でお辞儀をしてください。どの程度，頭は下がりますか。次に一歩前に出て，つまり普通に立った状態でお辞儀をしてみてください。壁にお尻をつけてお辞儀するとどのようなことが身体に起こりますか。頭は少ししか下がらずお辞儀というほどにはいたりませんね。それはなぜでしょうか。

　真横からお辞儀する姿をよく観察してみてください。私たちは普段気がつかないのですが，お辞儀をするとお尻が後退します。つまり，後述するように両足で構成される支持基底面内に重心が収まるように自動調整し，転倒しないのです〔第3章の支持基底面，重心，重心線，転倒を参照〕。

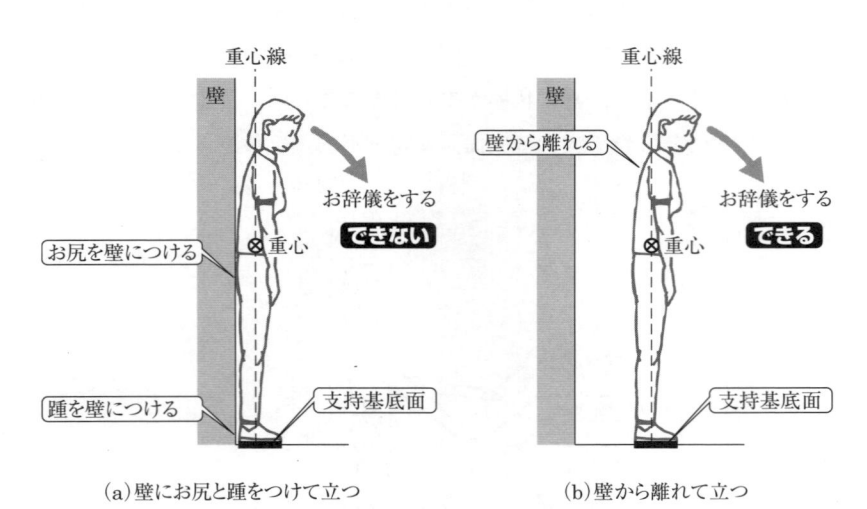

(a) 壁にお尻と踵をつけて立つ　　(b) 壁から離れて立つ

**図1.2**　壁にお尻をつけてお辞儀をする実験

## 1.3 片手,上体,片足を壁につけて壁と反対側の足を持ち上げる実験《実験3》

図1.3(a)は片手を上げた状態で,壁にその片手,上体の側面,片足をつけた様子を示します。この状態で図1.3(b)のようにもう片方の足を上げてみてください。上げられますか。片足は絶対に上がりませんね。どうしてでしょうか。

実は,図(a)に示したように両足で立位状態にあるあなたの**重心位置**はお腹の近所にあって,その重心から床面に下ろした線(**重心線**)は両足の中央に位置し,両足で構成する支持基底面内に収まっています。この状態で壁と反対側の片足を図(b)のように上げると,上げたとたんにあなたの支持基底面は壁側片足の支持基底面(狭くなる)になってしまいます。上体は壁で動きを止められていますので,重心位置を変えることはできません。そのため,重心は狭くなった片足の支持基底面の外側に移るので立っていられなくなるのです〔第3章の支持基底面,重心,重心線,転倒を参照〕。

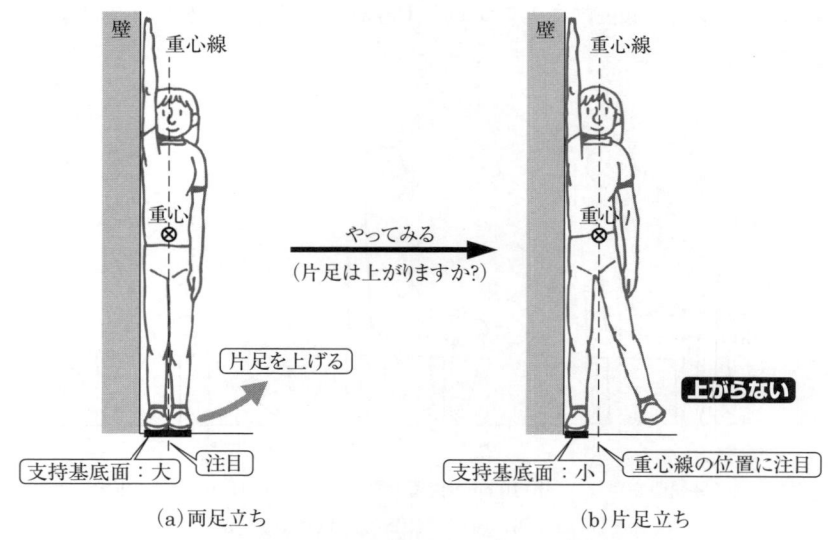

(a) 両足立ち　　(b) 片足立ち

**図1.3** 壁に側面をつけて片足を持ち上げる実験

## 1.4　座位姿勢で足位置を変えて立ち上がる実験《実験 4》

　図 1.4 はあなたの足位置を変えた場合の座位姿勢です。図 (a) は膝屈曲角度が 90°の場合で普通に座った状態です。図 (b) は足位置を 10cm 引いた状態です。図 (c) は足位置を 10cm 前方に出した状態を示します。それぞれの状態で立ち上がってみてください。結果はいかがでしょうか。図 (a) はやや上体を前傾させてから立ち上がると容易に立てます。図 (b) は上体の姿勢をあまり変えることなく容易に立ち上がれます。ところが図 (c) は上体をいくら前傾させても立ち上がれませんね。なぜでしょうか。

　後述するように，座った状態の支持基底面は，足位置と椅子の脚周辺を囲んだ広い範囲です。そのために，その中に重心が収まっている限り安定して座っていられます。ところが，腰をひとたび上げ臀部が椅子座面から離れると，それまで広かった支持基底面は急に足部分だけに狭まります。立とうと腰を上げ，重心がその足部の支持基底面に入っていれば立ち上がることができます。しかし，その重心が足部の支持基底面内に入らないとするなら，臀部は下がり再び座位の状態に後戻りします。

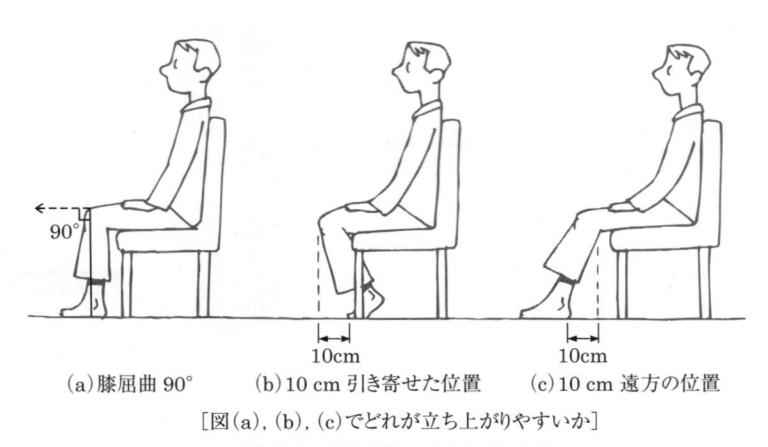

(a) 膝屈曲 90°　　(b) 10 cm 引き寄せた位置　　(c) 10 cm 遠方の位置

［図(a), (b), (c)でどれが立ち上がりやすいか］

**図 1.4**　座位からの立ち上がり実験

座位状態から立ち上がる場合，足が置かれた位置によってその立ち上がり方は異なります．図 (a) では，上体を前傾させるだけで立ち上がれます．ところが，図 (b) では，すでに足を引いているので，あなたの重心は立ち上がると直ぐに支持基底面内に入ります．したがって上体をほとんど前傾させなくても立ち上がれます．図 (c) の場合は，足部の支持基底面が前方に位置していますので，上体を前傾させただけでは支持基底面内に重心が届かないので立ち上がれません．この図 (c) の状態で立ち上がるためには，上体を勢い良く前傾させると立ち上がれます．これは上体の勢いを利用した**慣性力**を使い，重心を足部の支持基底面内に入れる方法です．この慣性を利用しないかぎり，静的な動きだけでは支持基底面内に重心を移せず，立ち上がることはできません〔第 3 章の支持基底面，重心，慣性を参照〕．

## 1.5 座位姿勢で上体を傾けないで立つ実験 《実験5》

　座位の上体姿勢を崩さずに，つまり上体の姿勢を真っ直ぐに保ったままで立ち上がれるでしょうか。立ち上がれませんね。なぜでしょうか。《実験4》では足を引けば上体の姿勢を変えなくとも立つことができました。図1.5は上体姿勢を前傾させず，直立状態を保ったままで立ち上がる実験です。これは不可能です。理由は，あなたの上体の重心線が図のように支持基底面から離れた所にあるからです。この重心線を支持基底面内に移すには前傾するか図1.4(b)のように足を引くか，何かにつかまり手に力を加えるしか方法はないのです〔第3章の支持基底面，重心，重心線，力のモーメントを参照〕。

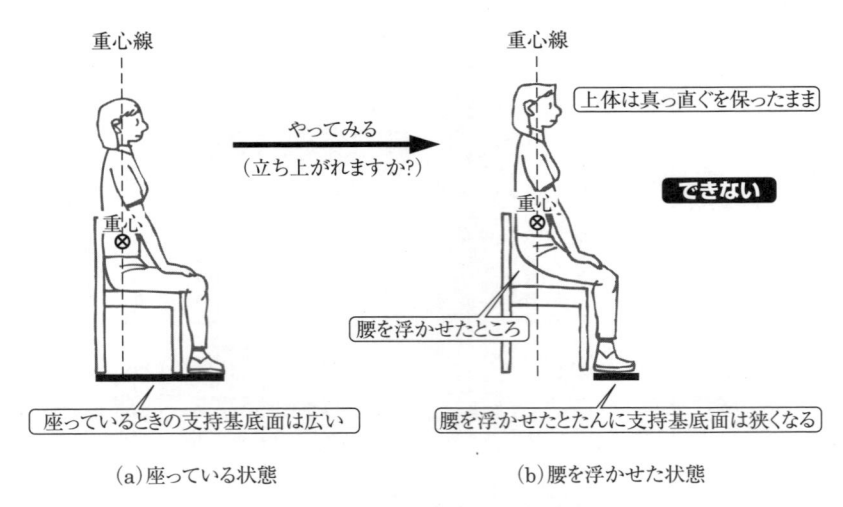

(a) 座っている状態　　(b) 腰を浮かせた状態

図 1.5　上体の姿勢を変えずに立つ実験

## 1.6　立位の人があなたのおでこに指先を当てた状態で立つ実験《実験6》

　図1.6はあなたのおでこに，立っている人が指を当てた様子を示します。このような状態で，あなたは立てるでしょうか。あなたは前傾してもよいのですが，おでこに指が当てられているので，前傾するのを拒まれています。指で押えられているので，そのくらいは押し返すことができそうです。しかし，それができないのです。なぜでしょうか。この事実を説明するためには**力のモーメント**という概念が必要になります。この力のモーメントについては第3章で述べますので，そこで，なぜこの実験であなたは立ち上がれないのか理由がわかります〔第3章の力のモーメントを参照〕。

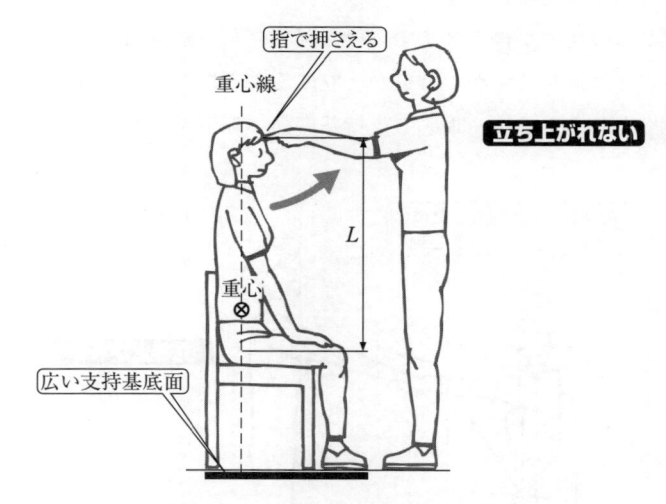

図 1.6　おでこに指を当てた状態で立つ実験

## 1.7　立位の人があなたに手を差し伸べた状態で立つ実験《実験7》

　《実験5》で行ったように，あなたの上体姿勢を崩さずには立つことはできません。ところが，図1.7に示すように第三者の手を借りると，上体の姿勢を崩さずに立ち上がることはできます。なぜでしょうか。

　それは，手に力を入れることができると，下肢の大きな筋肉群（大殿筋，大腿四頭筋，大腿二頭筋など）は，その反作用として力を発揮できるようになるからです。それがもとで，立ち上がり可能な股関節や膝関節まわりの力のモーメントを発揮でき，立ち上がれます。

　筋肉は収縮して力を発揮します。もしも手をつながないとするなら，下肢筋肉群は**反力**が得られず力が出せないのです。手をつなぐと，図1.7に示すように立っている人からの反力が得られます。そのため立ち上がる力を発揮でき，立ち上がりにくいことはありますが，ともかく立てるようになります〔第3章の力の作用・反作用，力のベクトル，重心，支持基底面，転倒を参照〕。

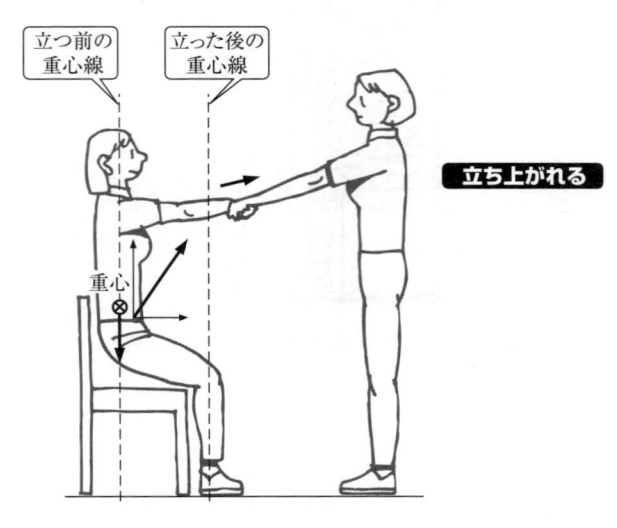

図1.7　手を差し伸べて立つ実験

第1章　やってみようボディメカニクス！

## 1.8 座ったあなたが前傾しながら立つ実験 《実験8》

　これまでの実験は，ほとんどができない実験ばかりでした。図1.8 はあなたが立ち上がる場合，上体を前傾させてから腰を持ち上げると容易に立ち上がれることを示しています。このように座位から立位に移るときは上体を前傾させてから立ち上がると楽に立てるのは，上体を前傾させるとあなたの重心が両足の支持基底面内におさまるからです。座位の人が立とうとして座面から腰を浮かしたところで，椅子を引くとどうなるでしょうか。まだ，重心線が支持基底面内に入っていなければ，後ろへ尻もちをついてしまうでしょう。ところが，支持基底面内に重心線が移ってから椅子を引いたときは，尻もちをつかずに立ち上がることができるでしょう〔第3章の重心，支持基底面を参照〕。

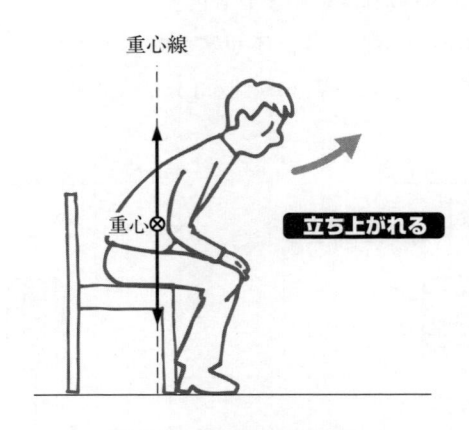

**図 1.8**　前傾して立つ実験

## 1.9　慣性の効果を確める糸切り実験《実験9》

　力学の中で**慣性**はわかりにくい概念です。そこで，慣性を理解するために，図1.9に示すように天井から細い糸で物体（例えば小型ホチキス）をつり下げ，その下方にも糸を取り付けて引っ張る実験を行ってみましょう。わかりやすくするために下端の糸の先にはリングを取り付けた様子を示してありますが，このリングがなくても実験は行えます。

　まず，図1.9(a)のように下端のリングをゆっくり下方へ引くと上側の糸が切れます。次に図1.9(b)のように下端のリングを素早く下方へ引くと，こんどは下側の糸が切れます。これは，止まっている物体はいつまでも止り続けようとする性質，動いている物体はいつまでも動き続けようとする性質「**慣性の法則**」によります。止まっている物体はいつまでも止まり続けるという性質を利用し，糸を切る実験が図1.9(b)の実験です。不思議な感じがしますが，力学原理がわかり納得すると理解できますね〔第3章の図3.31の説明を参照〕。

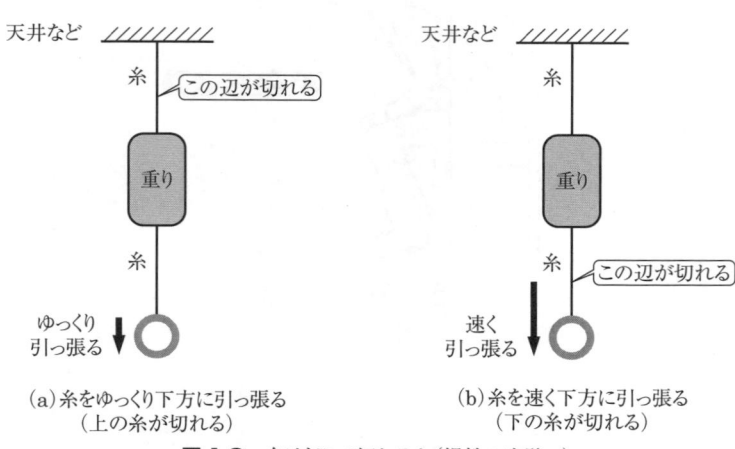

(a) 糸をゆっくり下方に引っ張る
　（上の糸が切れる）

(b) 糸を速く下方に引っ張る
　（下の糸が切れる）

**図1.9**　糸はどこで切れるか(慣性の実験1)

## 1.10 10円玉が居残る実験で慣性の効果を知る実験《実験10》

　止まっている物体はいつまでも止まり続けるという慣性の法則を理解するため，もうひとつ実験をしましょう。図 1.10 は使用済みの葉書きなどの厚紙をコップの上に乗せ，その上に 10 円玉を乗せます。①葉書をゆっくり引いてみてください。②次に葉書きを勢いよく引いてみてください。

　ゆっくり引くと 10 円玉は葉書きとともに動きます。これは 10 円玉と葉書きの間に**摩擦**があるからです。もし摩擦がないなら，葉書きをゆっくり引いたとしても 10 円玉はその場所に止まるでしょう。一方，勢いよく葉書を引くと 10 円玉はその場所にとどまりコップの中に落ちます。摩擦は常に存在しますので，摩擦に打ち勝つような強い力で葉書きを引くと，10 円玉はその場に居残り，慣性の法則が見えるようになります〔第 3 章の図 3.32 の説明を参照〕。

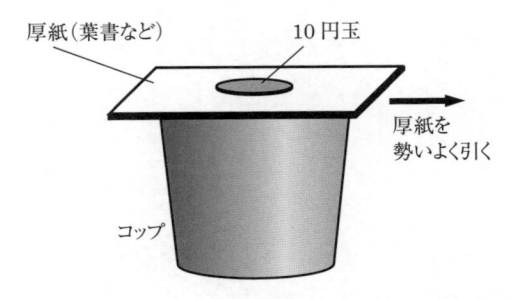

**図 1.10**　10 円玉はなぜ動かないのか（慣性の実験 2）

　以上，10 項目の実験を行ってきました。《実験 7》〜《実験 10》の実験以外は，人間が動作を行うのが困難な実験でした。ところが，できない動作あるいは困難な動作であっても力学的な理屈を知り，ちょっとした工夫をすれば，それができるようになることがわかりました。不可能かと思われた図 1.3 の壁に側面をつけて片足を上げる実験でも，壁上方に挙げた手が何かにつかまることができるとか，空いている片方の手がどこかにつかまることができるならば，持ち上がらなかっ

た片足を持ち上げることが可能です．また，図 1.4(c) の足を伸ばした椅子からの立ち上がり実験でも，勢いをつければ，あるいは手を差し伸べれば立ち上がれます．姿勢を崩さずに立つ図 1.5 の実験であっても，ちょっと手を差し伸べれば立ち上がることができます．

　このような工夫をして看護・介護の現場でも姿勢を変える，動作を変える，あるいは周辺にある椅子や手すりのような物を利用することによって，不可能が可能になることがあります．

# 第2章
## 身近なボディメカニクスを考える

　私たちは家事，仕事，スポーツ，遊びのために身体の上肢・下肢を使い，姿勢や動作をたくみに変えて毎日の生活を送っています。こうした姿勢・動作，行為・行動では人間が力を出し，個々の目的を達成しています。引越しのときに重い荷物を何回も運ぶ，あるいは食器や一冊の本のように比較的小さくて軽い物を持ったり運んだりすることもこなしています。相撲や柔道のように選手自身が力を出して争うと同時に対戦相手からも力を受け，力の出し合いで勝負を決める場合もあれば，野球やサッカーのようにボールという運動体を介在させ，それを受け止めるとか打ち返す場合に大きな力を発揮する場合もあります。また，お辞儀をするとかラジオ体操のように手足を振ったりジャンプしたりすることもあります。このように考えると，人は生活を維持するために常に動いたり姿勢を保持したりしていることがわかります。そこには力を発揮する場面が必ずあります。力を出していないように見えても，地球上には重力がありますので，姿勢を維持するため，身体部位に作用する重力に耐えるだけの筋力を常に発揮しています。

　人間が何かを行う場合は，その人自身が力（筋力，内力）を発揮します。落ちてくる，飛んでくるような物を受け止める場合には非常に大きな力を必要とします。また，それがどこかに衝突するような場合も大きな衝撃力を発生します。人間が力を出す多くの場合は，地球上に重力が存在することによります。重力の影響で私たちは重量を感じ，それに逆らって仕事をすることが多いのです。この重力があるがために看護や介護援助で負担を感じ，場合によっては腰痛を起こします。

　第1章では，その負担の一端を実感するために，ボディメカニクスに関わるいくつかの簡単な実験を行いました。そこにはボディメカニクスの理屈を考えるの

に都合がよいと思われる諸現象が隠されています。この謎を解き明かすには第3章の学習が必要です。その前に，もう少し私たちの身近にみられる看護・介護以外のボディメカニクスについて，この章で考えてみましょう。

　その後，第3章でボディメカニクスを理解するための力学を，そして第4章で看護・介護に関わるボディメカニスについて解説をします。

　ボディメカニクスは英語で「Body Mechanics」ですから，それを直訳すれば身体力学です。このボディメカニクスは，人の身体に関わる力学ですので看護や介護以外の分野でも，人が生きていくために行動するあらゆる分野，場面において関係しています。

　本書は，看護や介護に焦点を当てて述べています。しかし，よく考えてみればこのボディメカニクスは日常生活，仕事，スポーツ，遊びなどのあらゆる人間が活躍する場面に関係していることがわかります。そこで，これまで普段あまり意識しないような分野に焦点を当て，一般的なボディメカニクスを考えておくことにしましょう。

## 2.1 人間の姿勢・動作と力学について（ボディメカニクス入門）

　人間工学と同じように，ボディメカニクスも実態はありません。例えば，眠っている赤ちゃんと起きている赤ちゃんを抱く場合，どちらが重く感じるかという質問に対し，どう答えたらよいでしょうか。同様に，鉄10〔kgf〕と綿10〔kgf〕でどちらが重いかというような課題が与えられたら，どう答えますか。さらには，重症の患者と意識があり手・足が使える患者とでは，どちらが動かし難いでしょうか。このような課題に答える場合にボディメカニクスの原理が役立つのです。これらをボディメカニクス的（力学的）に解決する話題は，第3章で詳しく述べます。

　私たちは，生きていくために物に触れ，その物を使うために両手でそれらを扱います。このとき扱う物が紙一枚であっても，それをつかむために指先に力をかけています。歯を磨くために歯ブラシを使えば，磨いているときに滑ってはいけないので歯ブラシをしっかりと握りしめています。お茶を飲むためにコップを持つことを考えても，空のコップを持つ場合とお茶が満たされたコップを持つ場合では，指や掌に加える力が異なります。しかし，私たちはこれらのことを全く意識せずに行動しています。

　この他普通に歩く場合でも，踏み出す足先には地面に対して力をかけています。階段を登る場合は一段ごとに体重を持ち上げなければなりませんので，一歩一歩重力に逆らって力を入れています。また，階段を降りる場合には，重力により落ちてくる体重を一歩ずつ足で受けとめながら下りていきます。このように考えると，手で扱う物に対しても，足で歩くときに足がつく地面や階段に対しても力を作用させています。このときの手・足の姿勢は扱う対象物に合わせて異なり，その重さに対してもそれを扱う人は出す力を調整しています。

　このように人が物に対して行動・動作するときにその対象物に作用させる力は負担を少なくするために小さくし，安全で楽に行動・動作を終えるように努力しているのが一般的ではないでしょうか。

## (1) 人が扱う物や患者をケアする場合の力のかけ方は？

　人間の動きの大本は筋肉です。筋肉の活動には律動的な活動（動的活動）と姿勢保持（静的活動）の2通りがあります。動的活動というのは，筋肉の緊張と弛緩が律動的に交互に変化する活動です。ギャッチベッドの高さ調整に使用するクランクを回すときの筋肉は動的活動です。

　一方，静的活動というのは，ある姿勢を保持するように筋肉の緊張を持続させる活動です。人が起立している状態がこの静的活動のよい例です。この起立状態では，下肢，腰，背中，頸部の筋群全体が長時間，緊張させられることになります。座れば，下肢は上体を支える必要がなくなり，下肢の静的活動が止まります。横になれば，ほぼすべての静的活動がなくなります。横になって寝る，つまり，横臥姿勢時の筋肉は静的活動も動的活動もしなくてよいので最大の休息になります。

## (2) 筋肉の静的活動，動的活動とは

　図2.1は左手を左右に振り続けて，右手に物を持ち静止させている状態です。このように，左手を動かしている状態は**動的活動**といい，右手のように何かを持ち続けて動かさない状態は**静的活動**といいます。

　図2.1の左手のように常に動かす場合，見れば直ぐ何かの仕事をしている様子だとわかります。しかし，右手のようにじっとさせている，つまり何かを保持している状態はこの人は外部に向けて仕事を積極的に行っているとは見えません。実際には物を持つというのも仕事の一部ですが，物を通して仕事をしていることは目に見えません。しかし，筋肉は一生懸命に物を保持しようと努力しているのです。結局，横になって手・足を動かさずに寝るということが，筋肉にとって一番の安楽状態になるのです。

　ボディメカニクスは，この筋肉の活動をいかにうまく活用するかを考える分野でもあります。

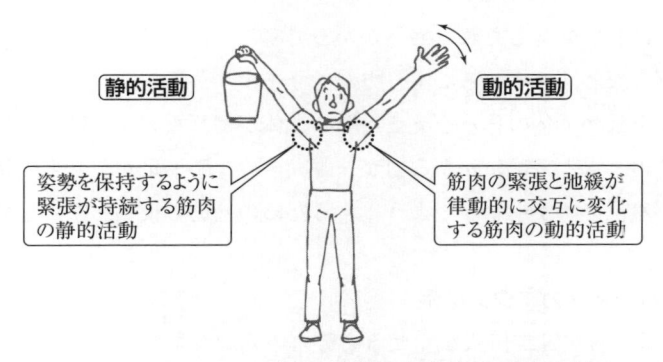

図2.1 ボディメカニクスとは（筋肉の静的活動と動的活動）

## (3) 座位姿勢

仕事や遊びなど何もしないでただ立ったり座ったりしていることがあります。図2.2はその座った姿勢のいくつかを示します。畳や地面に座る場合でも横座り，あぐら，正座，手を床に据えて座るなど，いろいろな座り方があります。また，

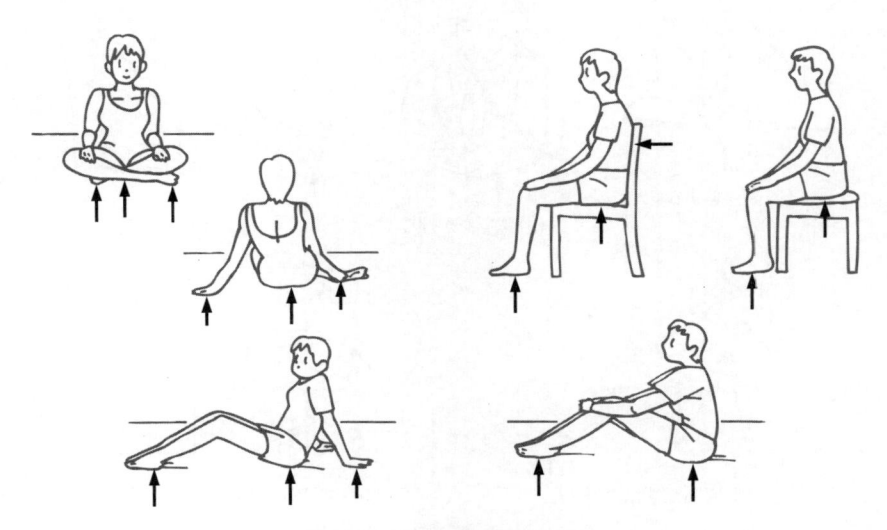

図2.2 座位姿勢と重力の分散

2.1 人間の姿勢・動作と力学について

椅子に座るにしても背もたれに寄りかかって座る，足を組んで座る，肘掛に肘をあずけて座るなど，いろいろな座り方があります。

いずれも臀部が上体の体重を支え，その上体が倒れないように手・足で補っています。このとき，臀部にかかる力が一番大きく，手・足がそれらの体重をわずかに支え，座位姿勢が崩れないようにするための補助の役割を果たしています。

### (4) 悪いボディメカニクスの例

図2.3は私たちが日常何気なくとる姿勢のいくつかを示します。このような姿勢は身体のどこかに無理がかかっているので，長時間続けることはできないでしょう。しかし，寝ながら本を読みたい，電話中にメモをとりたい，座った椅子の座り心地がよいので居眠りしたいなどの理由から，このような姿勢をとるのです。その反面，姿勢を崩し普段使っていない筋肉にストレスを与えることもあるし，逆にそれをほぐすということもあるかもしれません。

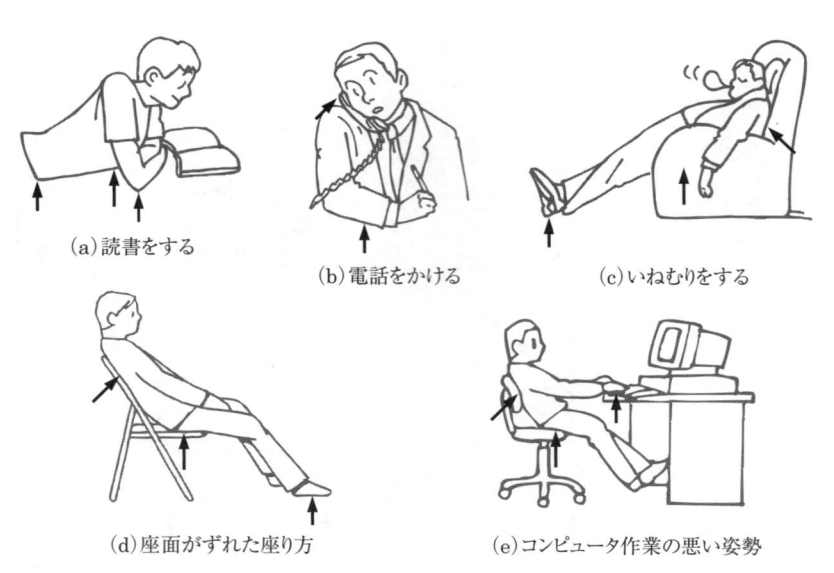

(a)読書をする　(b)電話をかける　(c)いねむりをする

(d)座面がずれた座り方　(e)コンピュータ作業の悪い姿勢

図2.3　一時的に楽・便利だが，長時間で身体を痛める悪いボディメカニクスの例

いずれにしても図 2.3 に示すような姿勢を長時間にわたり保持することは、一部の身体部位に無理がかかるので、身体のどこかに障害を被る恐れがあります。

### (5) 看護・介護のボディメカニクス

地球上で人間が生活していれば、ボディメカニクスはあらゆる場面で関わってきます。それは**重力**が存在することにより、その重力に逆らって身体の部位や全体を上下に動かすために生じる力学の問題です。これに加え、生きるために必要な食糧や諸物資の生産、製造、運搬などのように物との関わり合いがあります。重い物資を運ぶためには、自身の体重に加え、運搬物を持ち上げて移動するという作業が加わります。重量物でなくても物を扱う場合には、その物のサイズ、重さ、形状などを考慮してその物を取り扱わなければなりません。そのために、ボディメカニクスは広い意味で人間工学の一分野（図 2.4 参照）であり、動物や生物一般の力学を扱うバイオメカニズムの一分野でもあります。

ボディメカニクスは、物や人を扱う場合の、人の動作や姿勢に関わる分野です。例えば重い物を扱う場合、それが持ちやすいように工夫されていれば、それなりの持ち方があります。しかし、持つ所に工夫がなされていない場合は、その物の下部に手を当てて持つことになるでしょう。物ではなく患者や高齢者という人を扱う移動や移乗動作を行う場合には、物と異なる方法があります。このときに方

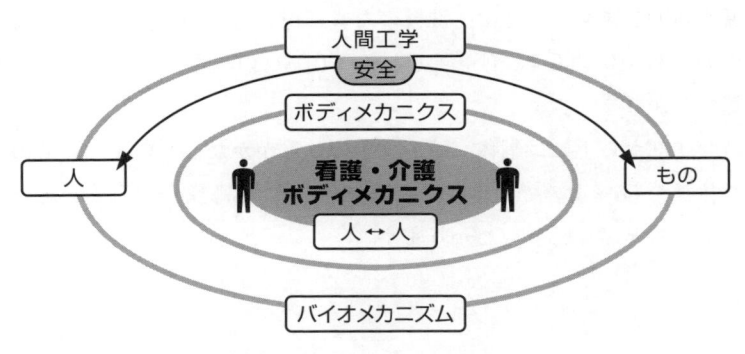

図 2.4 ボディメカニクスと人間工学

法によっては，援助者が腰部に大きな負担を受け，最悪の場合は腰痛を患うことになります。

そのため，医療福祉の分野では，人を扱う側（看護師，介護士，援助者など）と扱われる側（患者，高齢者，身体障害者など）に力学の原理を応用し，作業負担を軽減し脊柱障害を防止するためにボディメカニクスが用いられています。

図2.4は看護・介護のボディメカニクスがどのような位置づけにあるかを示した図です。人間工学は安全で安楽な活動が行えるように，人と物，人と人とのやりとりに配慮し，物ならば開発，人ならば援助ができるようにする分野です。これに対して，ボディメカニクスは人間が生活や活動をするあらゆる分野に関わるもので，看護・介護の分野で特別に使われるものではないのです。看護・介護では，体重が50〔kgf〕前後の重い患者を扱うことが多いために腰痛の発症頻度が高く，作業負担も大きいといわれる分野です。このような負担の軽減をはかるために力学原理を応用することから，ボディメカニクスの重要性がわかると思います。

### (6) 身体部位の体重

日本人の平均体重は，男性で約60〔kgf〕，女性で約54〔kgf〕です。図2.5はこの体重を14の身体部位に分け，各身体部位を全体重の割合で示した図です。体重が60〔kgf〕の人を例にとると，胴体部の体重は全体重の46%なので，27.6〔kgf〕となります。このようにパーセントで部位が表してあると，身体にかかる負担がある程度予想できます。例えば，洗髪のために患者の頭部を持ち上げ保持する場合，その力の負担は約5〔kgf〕（＝60kgf×0.08）の重さ（力）であることが直ちに計算でわかります。

立位時の腰部から上には胴体，頭，両手の体重がかかっています。その重さの合計は全体重の66%なので，寝ている場合を除き，常に約40〔kgf〕の力が腰部にかかっているということもわかります。

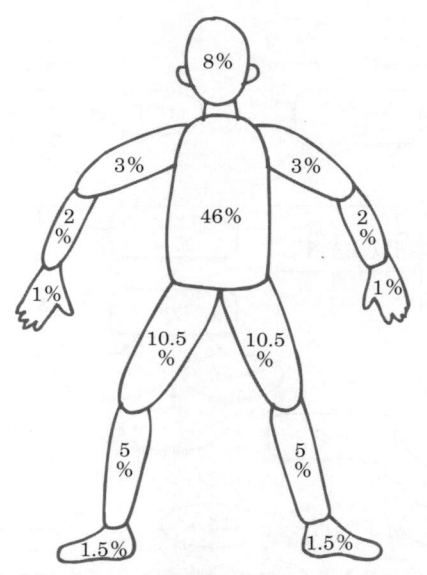

**図 2.5**　体重の百分比で表した身体部位の重さ
　　　　［小原二郎「人間工学からの発想」より］

## (7) 人間能力の拡大とボディメカニクス

　人間は用具，道具，工具，機器，機械を使い，人間の持つ能力を格段に広げてきました。図 2.6 はその能力を拡大するために使われている物や機械装置などです。こうした物や装置類は，人間が安全で使いやすくするために人間工学的手法を駆使してデザイン，製造されてきました。

　このような製品を使う側からみると，道具ならそれに自ら触れ，初期の使用目的を達成させています。また，機械装置ならそれらを上手に操って，機械の使用目的を果たしています。例えば，ハサミで紙や布を裁断する際，指に力を入れます。また，曲線を描くように切るなら手掌や前腕・上腕の姿勢を上手に制御（コントロール）して目的を達します。このとき，腕を上げ過ぎたり不自然な姿勢で作業を行うと，腕や肩関節を痛めることにもなります。

　今は見られなくなった蒸気機関車の運転では，腰をかがめてボイラー室に石炭

2.1　人間の姿勢・動作と力学について

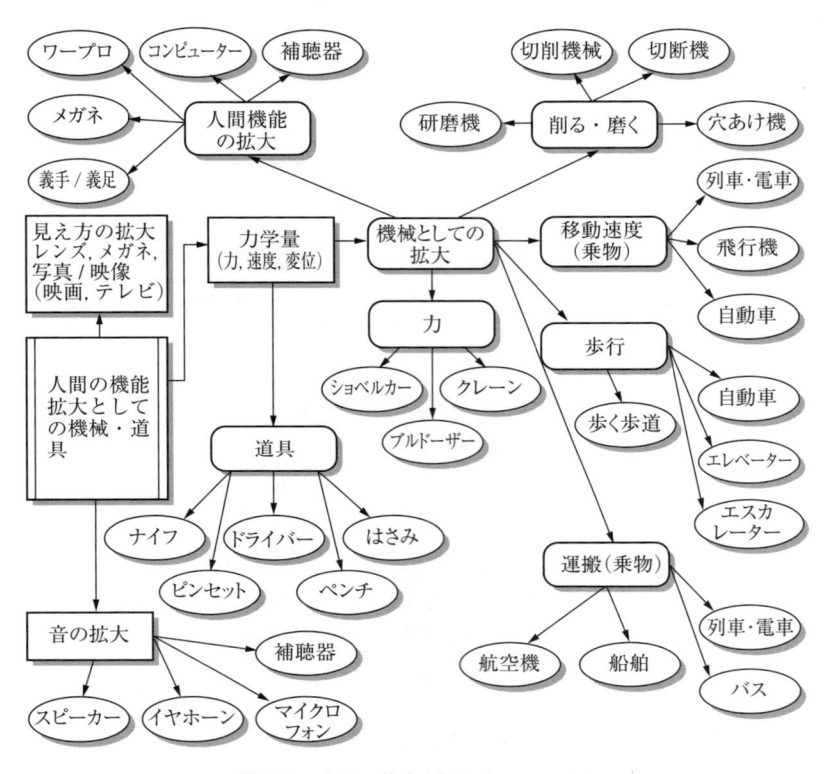

**図 2.6** 人間の能力を拡大するモノの例

を入れる重労働作業がありました。それが今日のハイテク技術が導入された新幹線では，空調を利かせて快適な空間内に運転手は座り，列車を走らせています。動くスピードが速くなったため，運転手はハンドル操作や安全確保のための厳しい判断が要求されています。こうした，各分野で仕事する人々の姿を見ると，そこには仕事に見合うように身体部位の姿勢を調整し，上肢・下肢の筋力を使い手・足を動かしています。これらの姿勢の変化や身体部位の動きは遂行すべき仕事に合わせ，安全，安楽，能率・効率を考慮して行っています。そうでなければ，一日の仕事を終えた時点で疲労や負担を感じるはずです。このような疲労・負担の軽減に役立つために，ボディメカニクスが応用されます。

### (8) 手のボディメカニクス

　私たちの手は大きな力を発揮することはできませんが，日常生活の小物を扱う工作，裁縫，家事一般，それにあらゆる仕事に必要不可欠です．図2.7は，その手の姿勢の一部を示します．図より明らかなように，物を持つ手にはただ保持しているだけの簡単な姿勢から，物を持ちその物で他の物に影響を及ぼすようなことも行います．例えば，ハサミを持つ，そのハサミで紙を切るという作業を行います．このように考えると手についても物の持ち方，それを操る方法に巧みさがあることがわかります．そして長時間の作業で疲労が少ないことも要求されます．つまり，発揮する力が小さい手についても，ボディメカニクスの応用が考えられます．

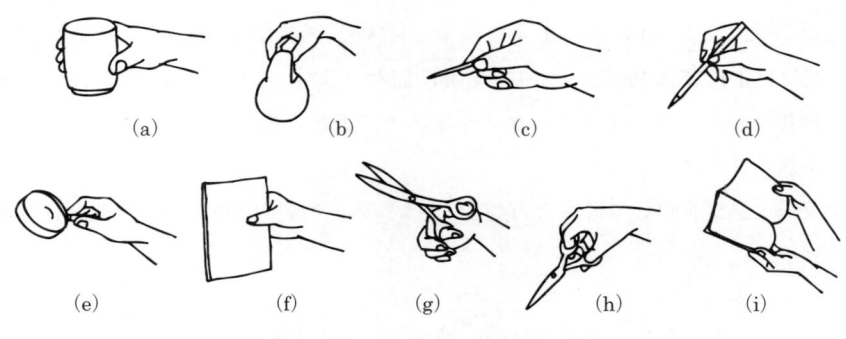

図2.7　手にもいろいろな姿勢がある

### (9) 鉛筆を扱うボディメカニクス

　図2.8は鉛筆を握る手と鉛筆の位置関係を示します．図から明らかなように，鉛筆を握るという姿勢であっても第3章で述べる力学の一分野（テコの原理）が応用されています．この鉛筆の持ち方次第で文字の書き方が異なってくるので，ここにもボディメカニクスの応用が考えられます．

　以上のように，文具や道具を扱うという面から手の働きを見ると，力学原理，つまりボディメカニクスの応用がなされていることがわかります．

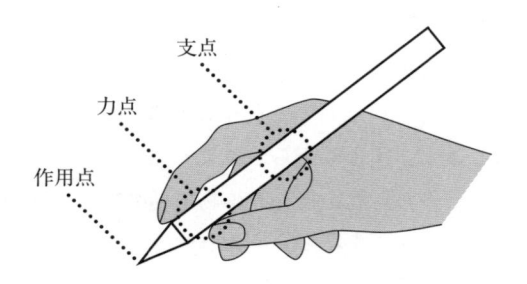

図 2.8　鉛筆を使うときの手の姿勢とボディメカニクス

## (10) 重力があるので身体は負担を受ける

地球上には"**重力**"が存在します。その重力は，人をはじめとする生物，あらゆる物体に常に作用しています。質量 10〔kg〕の米袋を持てば，そこには約 100〔N〕(正確には 98〔N〕) の力が手に加わります。こうした質量，重力，重力の加速度など，ボディメカニクスを学ぶ上で大切な物理・力学の基礎は次章で詳しく説明をします。

図 2.9 は少し前傾して荷物を持つ姿です。この姿勢で荷物を持った場合，荷物

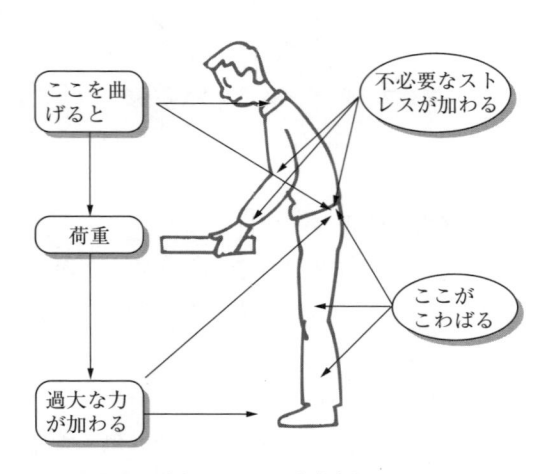

図 2.9　重力がなければ身体負担はないのだが

を持った人の身体にどのような力が作用するのでしょうか。直立姿勢に比べて変化したところを考えてみましょう。まず，手に荷物を持ったので，その手には荷物の荷重（＝力）が加わります。直立姿勢であったときの上腕，前腕は荷物を持つため少し前に出します。身体前方にその腕の質量（p.25 の図 2.5 から両腕の質量は求まります）と荷物があり，その合計した質量に対応する重力のため，肘関節，肩関節に負担がかかります。さらに，上体（頭と胴体）を前傾させているために，それを補う力を脊柱起立筋が発揮しています。そのため腰には第 3 章で述べる力のモーメントが作用するので，それが腰部に負担となって及ぼします。持った荷物，前傾姿勢を保持するために脚部も緊張させます。当然のことですが，足部には体重と荷物を合せた重量がかかるので，その負担もあります。

このように荷物を持つという動作ひとつをとっても，身体各部の位置関係が変わることによって，各関節に力学的負担が及びます。そのために重い荷物を持つような場合，それによる負担を軽減できるボディメカニクスの知識と応用が必要になります。

## (11) 子供の持ち上げ姿勢

図 2.10 は何気なく子供を抱き上げるための姿勢です。どの方法が一番よいかはいずれ理解できますが，図 (a)，図 (b) は腰痛の危険性がある持ち上げ方で，

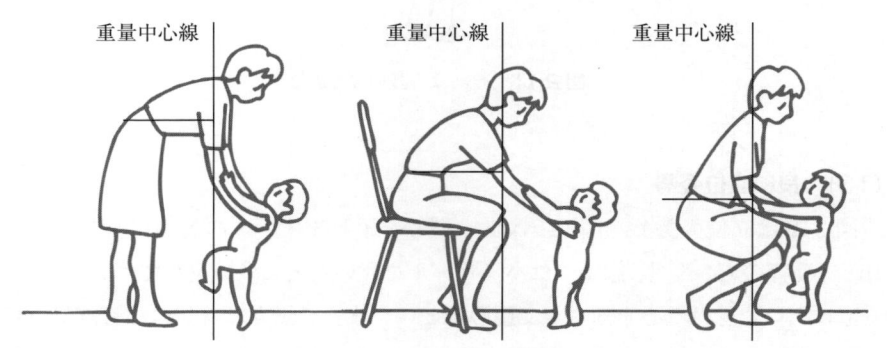

(a) 足を真っ直ぐにした状態での持ち上げ　(b) 座っての持ち上げ　(c) 膝を曲げての持ち上げ

**図 2.10**　子供を持ち上げる場合にもその姿勢にボディメカニクスの応用がある

2.1　人間の姿勢・動作と力学について

図 (c) のようにして持ち上げるのが正しい姿勢です。このような子供持ち上げ姿勢においても，ボディメカニクスの原理を応用することによって，腰部負担が軽減できます。

### (12) 腰部は看護・介護の要

　腰部は看護・介護の要です。それは，看護・介護業務を考えれば明らかで，図2.11 に示すように，医療や福祉の作業では腰を使わないと仕事にならないことが沢山あります。また，この腰部の重要性は日常生活，娯楽，運動においても同様です。特に重い患者や利用者を持ち上げるという場面では，腰は重要な働きをします。

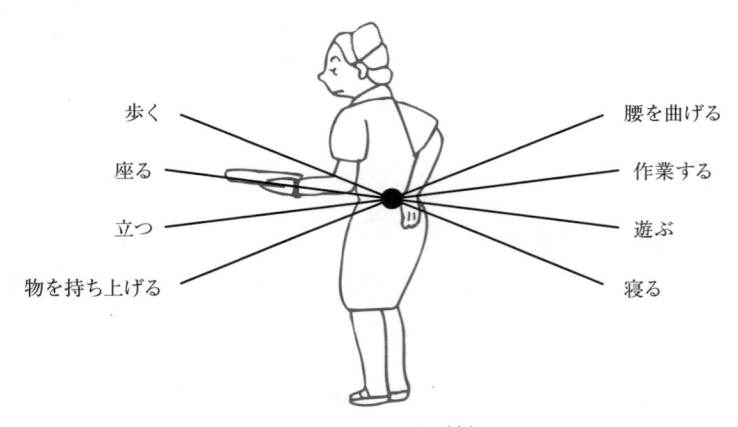

**図 2.11　腰部は看護の要である**

### (13) 良い立位姿勢

　図 2.12 は立位姿勢で，図 (a) は良い姿勢を示します。この姿勢に対して，図 (b) は猫背の人の姿勢，図 (c) はハイヒールを履いた人に多い姿勢です。ここで，垂直に引いた線は重心を通る線で**重心線**といいます。黒丸は身体の注目点で，耳たぶ，肩，太もものつけ根，膝，くるぶしの位置を示します。図 2.12 より明らかなように，立位であれば頭から足までの身体注目点が身体重心を通る重心線に

一致していることが望ましいのです。図 (b),図 (c) に示すように身体の注目点が重心線からずれていると，力のモーメント（第 3 章参照）が働き，それを補うように筋肉が力を出すので，それが負担につながるのです。

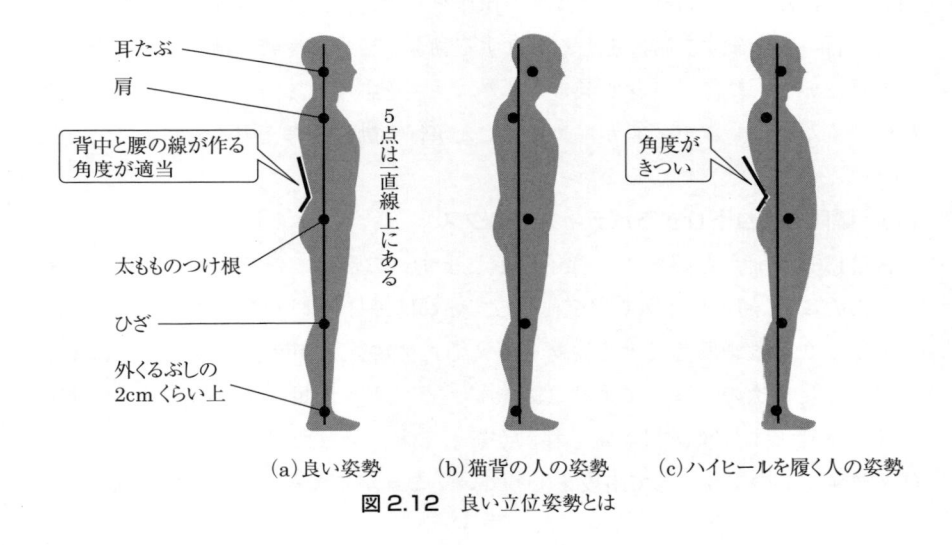

耳たぶ
肩
背中と腰の線が作る角度が適当
5点は一直線上にある
太もものつけ根
ひざ
外くるぶしの 2cm くらい上
角度がきつい

(a) 良い姿勢　(b) 猫背の人の姿勢　(c) ハイヒールを履く人の姿勢

**図 2.12**　良い立位姿勢とは

2.1　人間の姿勢・動作と力学について

## 2.2 日常生活に見るボディメカニクス

　私たちは，歩く，座る，階段を上るというような動作，また，自転車に乗る，自動車を運転するというように機械の操作をして速く，遠くに大きな荷物を運ぶことを行っています。階段を上り下りする動きや自転車を楽に漕ぐため，そこには知らないうちに自分自身でボディメカニクスを応用しているのです。そのことに気づくために，ボディメカニクス的に人が行う動作を考えてみます。

### (1) 階段を上り下りするボディメカニクス

　図 2.13 は普通の階段を上る様子を示します。二階建ての家に住んでいればもちろんのこと，通勤や通学で駅を利用していれば毎日のように階段を利用します。このような階段や段差を上る姿勢を考えるための説明が図 2.13 です。図に示すように片足を次の一段上に乗せ（図 (a)），その乗せた足（支持基底面）に重心を移動させます（図 (b)）。重心移動が終わると，乗せた足を伸ばし一段を上り終えます。このようにして階段を上っていくことができます。重心を移動させず

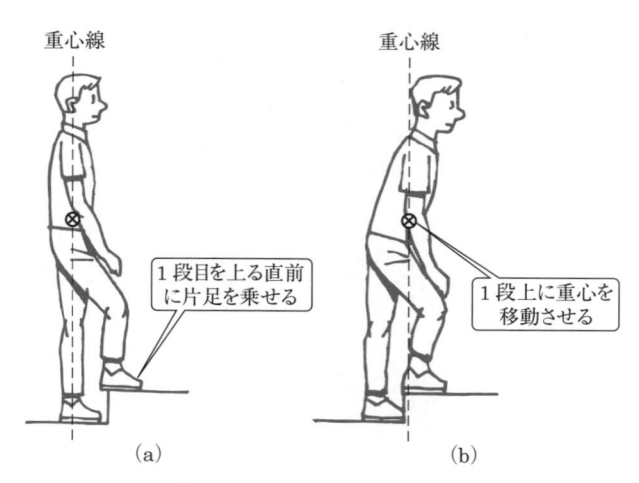

**図 2.13** 階段を上るボディメカニクス

第 2 章　身近なボディメカニクスを考える

に次の段に乗せた足に力を入れても，決して階段を上ることはできません。

次に図 2.14 に示すように，階段を降りる場合を考えてみましょう。この場合は，身体を前方に移動させると重心も一緒に移動します。同時に重心が階段の端を越すと身体を下げはじめ，それを支えるように他方の足を一歩前に出し，同時に残された方の足の膝を曲げます。こうして身体全体は階段一段分下がります。下げた身体を受け止めるために，先に一歩前に出した足が次の階段に接地します。このとき接地した足に衝撃力がかかりますが，その衝撃力を吸収するのが靴であり，膝関節です。よく，階段を降りるときにコツコツと大きな音を立てている人がいますが，それは衝撃を吸収できないような靴を履いているか，履き方が悪いためです。体重 60〔kgf〕の人が普通に階段を上り下りするときの衝撃力は上りで 120〔kgf〕，下りで 180〔kgf〕という報告もあり，この力は体重の 2 倍，3 倍の大きさです。普通に歩く場合でも，片足の衝撃力は 90〔kgf〕程度といわれているので，単に歩くだけでいかに足に大きな力がかかっているかがわかります。

このように階段の昇降という動作の一場面をみても，興味深い力学原理が隠されています。

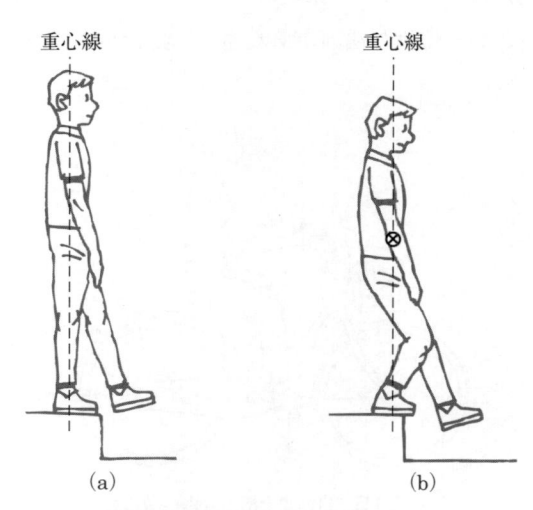

**図 2.14** 階段を下りるボディメカニクス

2.2 日常生活に見るボディメカニクス

## (2) 自転車を漕ぐボディメカニクス

　図 2.15 は自転車のボディメカニクスです。ボディメカニクスは人と物との接点で，その応用があります。患者を扱う場合のボディメカニクスは，第 3 章以降で考えましょう。ここでは，自転車という物を扱う場合のボディメカニクスを考えます。自転車を効率よく漕ぐためにもボディメカニクスの応用があります。自転車は人力で走るので，人間が出す力が必要です。坂道を下るように漕がなくても進むのが一番楽でしょう。平地を走るときは消費するエネルギーが最少であることが望ましく，消費エネルギーが同じであるときは，速度が最大であることが望ましいわけです。

　自転車を漕ぐときの足位置は，図 2.15 に示すようにペダルが水平のときに真下に力を入れるのが一番効率がよいのです。このとき，ハンドルを握っている手にも若干の力を上方に加えています。もし，この手を離してペダルを踏むことができるとすれば，足の出せる力はハンドルを握ったときに比べ，小さくなります。ハンドルを握ることは，自転車の進行方向を決めると同時に，安定させて漕ぐため，そしてペダルに力を入れるためにも必要不可欠です。

　自転車はなぜ倒れないかという疑問もあります。これは，動いている物はいつまでも動き続けるという慣性の法則がある通り，動き始めている自転車はその走

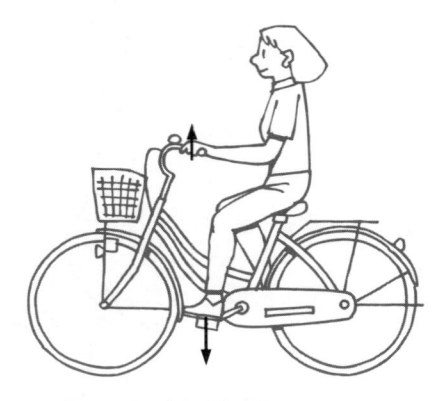

**図 2.15**　自転車を漕ぐボディメカニクス

行姿勢を保ち続けるからです。カーブにさしかかったり障害物をよけたりするような場合もあります。このときは、身体を傾けその運動を保持（慣性）しています。このように考えると、自転車を漕ぐということにもボディメカニクスが応用されていることがわかります。

## (3) 手提げカバンの位置で負担は軽減する

図 2.16 は女性が手提げカバンを持つ位置を示しています。やや重い手提げカバンを図 (a) 〜 (c) のように持ち方を変えてみると、(a) の持ち方が一番楽だということがわかります。(b) のように持つと前腕を持ち上げているので、その重さとカバンの重さが負担になります。(c) のように持つと、カバンの重さが前腕先端（手）に加わるので、後述するように力のモーメントが大きくなり、肘関節に大きな負担がかかります。

このように、手提げカバンの位置によって負担が異なるということは、力学でいう力のモーメント（第3章参照）で比較すると、直ちにその負担を量的に表すことができます。

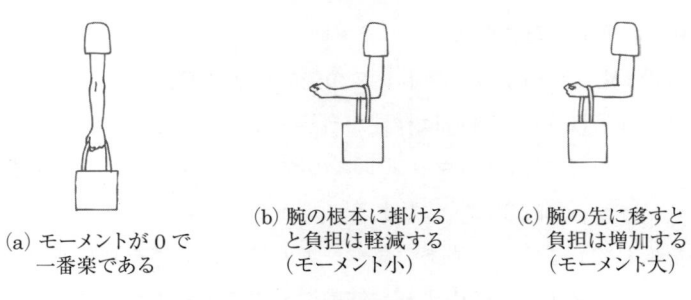

(a) モーメントが 0 で
一番楽である

(b) 腕の根本に掛けると負担は軽減する
（モーメント小）

(c) 腕の先に移すと負担は増加する
（モーメント大）

**図 2.16** 手提げカバンの位置と力のモーメント

## (4) 赤ちゃんの抱き上げ動作

図 2.17 は赤ちゃんを抱き上げる姿勢を示します。この姿勢がなぜ悪いかというと，手先に抱える赤ちゃんから腰までの距離（長さ）が大きいからです。ボディメカニクスでは，重い物を持ち上げる場合は，それを身体重心に近づけるようにと警告を発しています。図 2.17 は，正にこの原理を無視した姿勢ですので，まずお母さんが赤ちゃんに近づくか，赤ちゃんを自身に近づけてから抱き上げるとよいでしょう。

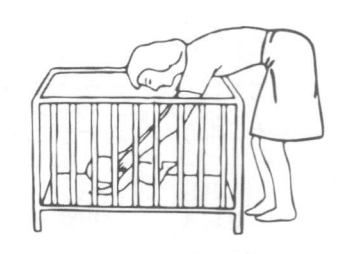

図 2.17　赤ちゃんの悪い抱き上げ姿勢

## (5) 睡眠とボディメカニクス

図 2.18(a) は枕，図 (b) はマットレスの違いによる寝姿を示します。図より明らかなように前者は頸椎，後者は脊柱が自然体からずれると身体によくないことを示します。図 2.18 では枕とマットレスの柔らかさの差異で姿勢が崩れることを表していますが，図 2.3 に示したように，わかっているけれど，ついそれを忘れて姿勢を崩してしまうこともあります。人間は同じ姿勢を長時間保持することはできませんし，ストレッチのように筋肉の緊張をほぐすためにわざわざ不自然な姿勢を短時間とることもあります。この不自然な姿勢が長時間にわたると，身体に障害を被ることがあります。睡眠においては，知らないうちに長時間不自然な姿勢をとるわけですから，そうならないように，その人の身体特徴に見合った寝具の選定が重要になります。

①低すぎるまくら

②高すぎるまくら

③適切な高さのまくら

(a) 枕とボディメカニクス

①硬すぎ

②軟らかすぎ

③適当な硬さ

(b) マットレスとボディメカニクス

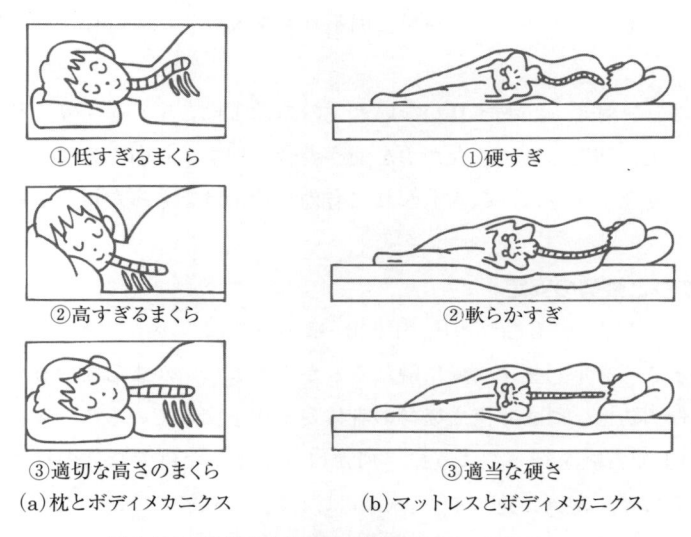

**図 2.18** 適切な寝具で良い睡眠とボディメカニクス

## (6) 起床用補助手すり

　図 2.19 は，筆者が使っているベッドのわきに取り付けてある特殊な手すりです。皆さんが普通に毎朝起きるときに，どのような動作で起きあがるかを考えてみてください。まず，片足の膝を立ててふんばり，側臥位になります。つぎに上側の手をベッドに当て突っ張るように力を入れ，徐々に上体を起こします。続いて，下側の手にも力を入れ，上体を起こすでしょう。ところが，図 2.19 に示す手す

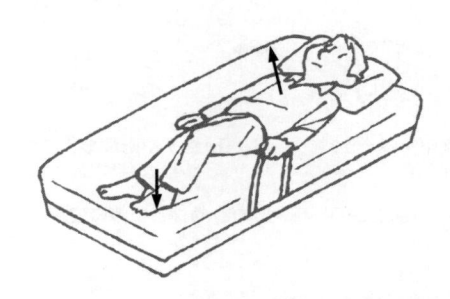

**図 2.19** すぐれものの起き上がり用補助手すり

2.2　日常生活に見るボディメカニクス

りを使うと，それにつかまった左手に引張り力を入れれば，身体は容易に起き上がれます。

　起き上がりに対して，手すりがないと手の力は圧縮力を，手すりを利用すると引張り力を主に利用します。人が手を使う場合，押すより引く方がやりやすいので，図のような手すりは，起き上がりに有効な仕掛けをもった用具といえます。

### (7) 手すりと姿勢の安定

　図2.20(a)はどこにも触れずに，図(b)は手すりにつかまりながら廊下を移動しているところを示します。壁に触れるとか手すりにつかまるというのは，直立した人の転倒防止，つまり直立姿勢の身体安定化を図っているのです。すでに第1章の図1.1で実験を行ったように，何かにつかまるだけで身体の揺れがおさまり安定するので，転倒は免れます。これは，垂直に立てた棒は倒れやすいが，それを壁に寄り掛けると安定し倒れにくくなるということと同じ力学原理です。つまり，立位の人が地面から高い所にある自分の手を使い，どこか固定された所や物につかまると安定するということが，後述する力のモーメントの考えから容易に理解できます。第3章を学習してから，この手すりによる身体の安定化を再考してみてください。なぜ倒れないか，なぜ安定するのかという理由がよくわかります。

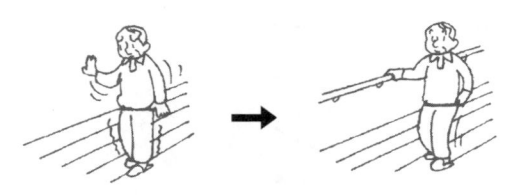

(a)廊下を歩くときに　　(b)廊下や階段などに手すりを
　足下が不安　　　　　　　つければ安心

**図2.20**　手すりの有効性と姿勢の安定

## 2.3 仕事に見るボディメカニクス

　仕事といえば，分野によってその作業内容が全く異なります。軽労働，重労働，頭脳労働などのように仕事を大別できます。ここでは重労働的な仕事，VDT（Visual Terminal Display）作業の一端とボディメカニクスの関係を考えてみます。

### (1) 物の移動と持ち上げ

　物を製作すれば，それを他の場所へ移動するという作業が発生します。そのとき，重い場合は台車に乗せて移動し，軽い物であれば手に持って移動するでしょう。図 2.21 は，重い物を押して移動する場合と，持って移動する場合を示します。物を押したり持ったりすると，力を発揮する必要があります。図 (a)，(b) は台車によって荷物が支えられているので，作業者にとって重力は考えなくてもよいのです。しかし，台車を動かすために，質量と加速度を掛けた運動力は必要です。

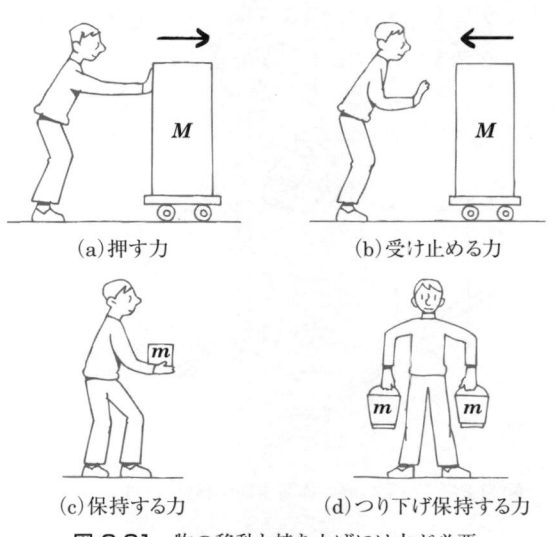

(a) 押す力　　(b) 受け止める力

(c) 保持する力　　(d) つり下げ保持する力

**図 2.21**　物の移動と持ち上げには力が必要

質量が大きくて止まっている重量物を動かそうとする場合は，動かすために大きな力が必要です．その逆に動いている重量物を止める場合も，水平方向に大きな力が必要です．これに対して，図 (c)，(d) に示すように手に物体を持つ場合は，垂直方向の重力が手にかかっているので，質量が大きければ当然重くなります．ボディメカニクス的に考えるなら重い物は分散させて持つということ，図 (d) のように両手に分けて持ち上げることが大切です．

### (2) 整備の悪い作業空間

図 2.22 は整備の悪い作業空間です．線路上に障害物が乱雑に置かれている状況下で，重量物を運ぶ様子を示します．当然ですが，動かす前にこの障害物を除去する必要があります．除去せずに移動すると，作業者は図のような姿勢で台車を押すことになるでしょう．移動体が軽ければ図 2.21(a) に示したように，作業者が直立に近い状態で押しても，台車は容易に動くでしょう．しかし，障害物があってかつ重ければ，この図のような姿勢をとらざるをえません．人が台車を動かすという姿勢は，台車の重量によっては図 2.22 に示すような姿勢をとると，大きな力を出すことができます．このような，大きな力を発揮する作業者の姿勢にも，ボディメカニクスを応用することができます．

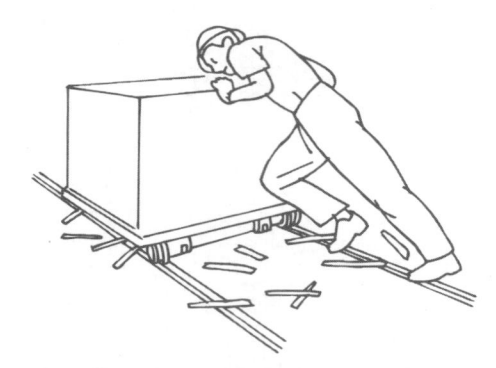

図 2.22　整備の悪い作業空間の移動は負担が大きい

## (3) 重い荷物は持つ前に持ち上げプランを考える

図 2.23 は，重い荷物を持ち上げる前に，あらかじめその持ち上げ方法を考えておくことを示しています。考えるのは，持ち上げ荷物のサイズ，重さ，形状，持つ所，どこへ運ぶかなどです。それから荷物に対する足位置を変え，身体を荷物にできる限り近づけてから持ち上げます。足の配置を間違えたり，身体に荷物を近づけずに図 (d) のような姿勢で持ち上げると，腰痛を起こす可能性が高まります。

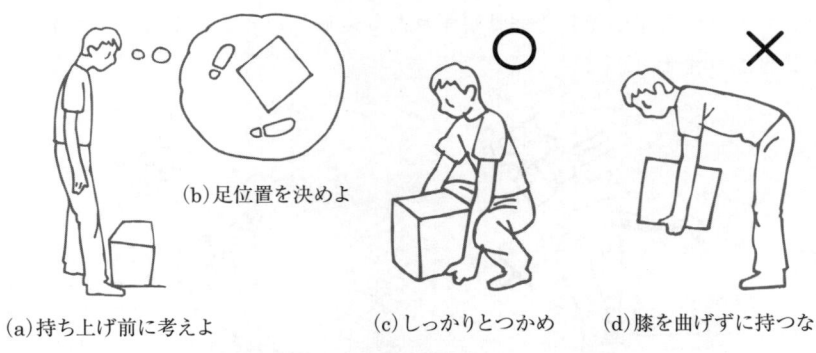

(a) 持ち上げ前に考えよ　　(b) 足位置を決めよ　　(c) しっかりとつかめ　　(d) 膝を曲げずに持つな

**図 2.23**　持ち上げる前に持ち上げプランを考える

## (4) 荷物は身体に近づけて持ち上げるべし

図 2.24(a) は，重い荷物を身体に近づけて持ち上げる様子を示します。もしも，一人では無理だと判断した場合は助けを求め，図 (b) のように 2 人で持ち上げるべきです。

(a) 1 人で持ち上げ　　(b) 2 人で持ち上げ

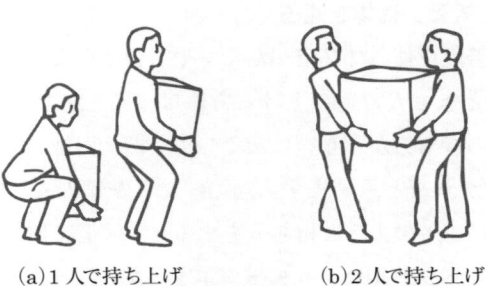

**図 2.24**　重い荷物は身体に近づけて持ち上げよ！

2.3　仕事に見るボディメカニクス

## (5) 持ち上げ姿勢に要注意

図2.25は重い荷物ですが，取っ手が付いているので持ちやすい状態にあります。しかし，荷物が重いので持ち上げ時の姿勢が問題になります。図 (a) のように脊柱を曲げて持ち上げると，腰痛を起こす原因にもなります。重い物はなるべく自然体に近い姿勢を保ち，持ち上げることが重要です。その理由は，p.66 の図 3.14 に示すように姿勢が悪いと椎骨にかかる力のバランスが悪くなり，せん断力が発生して椎間板に悪影響を及ぼすからです。良い姿勢での持ち上げは，この椎骨にバランスの良い力がかかり，椎骨がずれたり変形したりすることがなく腰痛発症の予防になります。

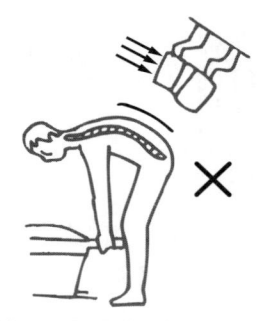

(a) 椎間板が均等に圧縮されないので腰痛の原因となる

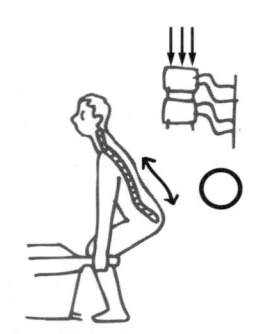

(b) 椎間板が均等に圧縮される

**図 2.25** 持ちやすくても持ち上げ姿勢に気をつけよ！

## (6) 階段を利用して重い荷物を運ぶ

引越しなどで，階段を使って2階へたんすや冷蔵庫のような重量物を運ぶことがあります。このとき2人で運び上げる方法は，図2.26 に示すように3通りが考えられます。どの持ち方がお互いに楽でしょうか。引越しで重量物を運んだことのある方はおわかりだと思います。図 (a) なら左側の人，図 (b) なら右側の人が楽をします。図 (c) のような持ち方をすると，両者は同じくらいの負担になります。このことを**ベクトル**という矢線で示すと図 (d) ～図 (f) となり，持つ位置によって長さ $L_A$ と $L_B$ が変わります。そのため，持つ位置によって持ち上げ

に必要な力が変わるのです。力のモーメントという概念が理解できると楽な持ち上げ方がわかります。この図 (d) 〜 (f) についていえば，図 (d) は左の人 A，図 (e) では右の人 B の力のモーメントが大きいので楽です。図 (f) は両者の腕の長さ $L_A$, $L_B$ が等しいので同じ力のモーメントです。そのため，図 (f) は両者の負担は同じです。このような物理や力学で使う図の見方は次章で述べますので，第 3 章を終えてからもう一度この部分を学習するとよいでしょう。

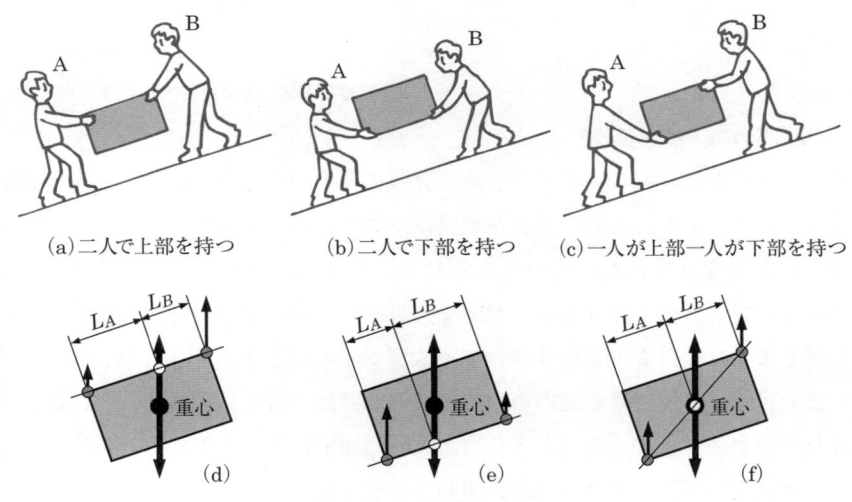

(a) 二人で上部を持つ　　(b) 二人で下部を持つ　　(c) 一人が上部一人が下部を持つ

図 2.26　坂や階段で重い荷物を運ぶ場合のボディメカニクス

### (7) 中腰姿勢を避ける

図 2.27 は工場で旋盤という工作機械を操作している作業員の姿勢です。このような背中を丸める姿勢は，台所でお皿を洗うときの姿勢と同じです。看護・介護でいうなら，ベッドに座っている患者さんの腕に注射をするときや包帯を交換するような場合に見られます。

機械が先にあって，それに作業員が合わせるとなると図 2.27 のような姿勢をとらざるを得ません。腰痛予防のためには，長時間続けての同じ作業をしないように心がけ，休憩をとる工夫が必要です。ベッド回りの作業において，ベッドの

高さを変えられるギャッチベッドを使用していれば，看護師が楽な姿勢で作業ができるようにベッドの高さを調整するとよいでしょう。

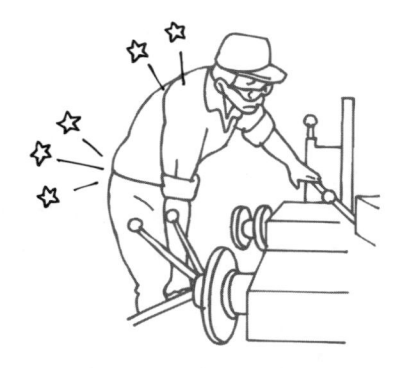

図 2.27　前傾姿勢での仕事は腰に悪い

## (8) VDT 作業の負担軽減

　コンピュータが普及し，医療や看護・介護の分野でもさかんにコンピュータを使うようになりました。特に事務系職員は，コンピュータに向かいあっての仕事が非常に多くなりました。その姿を示したのが図 2.28 です。図 (a) はコンピュータの表示装置（ディスプレイ）が低く，目線が下向きなので作業者は肩部に負担を感じます。このような場合は，ディスプレイの高さを上げて目線を高めるとよいでしょう。表示装置を眺めるために頭部が前傾すると，頸椎から肩にかけて無理な力がかかります。このような力が長時間頸椎に作用していると負担になるという観点で，ボディメカニクスが関わってきます。このような理由でコンピュータ作業においてもボディメカニクスは関係しています。

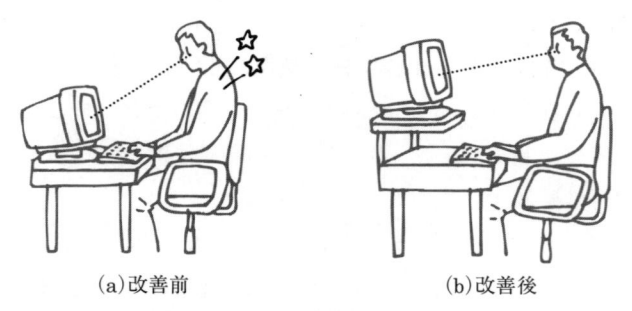

(a)改善前　　　　　　　(b)改善後

図 2.28　コンピュータ入力作業（VDT 作業）の負担軽減アイディア

44　　第 2 章　身近なボディメカニクスを考える

前述の表示装置を長時間眺める作業は，頸部にとって静的負担です。一方，朝起きてうがいをするときの動作は，まず口の中に水を入れ，ガラガラとさせてから急に頸部を屈曲させて顔面を下に向け水を吐き出すので，頸部にとっては動的負担です。うがいは頭部を後ろへ反らし口中の水を洗面台に吐き出すとき，急に顔面を洗面台に近づけ水を吐き出します。この動作をボディメカニクス的に考えると，このときの重くて速い頭部の運動は，慣性によって頸部に悪影響を与えます。止まっている物を動かすには大きな力を必要とし，また，動いている物を止めようとする場合にも大きな力が必要だからです。うがいの場合，頸椎によって支えられている重い頭部の急な動きは，慣性があるために頸椎に悪影響を及ぼすのです。

## (9) 大きな荷物の持ち上げは要注意

　軽くても持ちにくい荷物を持つと，疲れることがあります。それは，荷物を持ったために身体の姿勢が崩れ，身体部位に無理な力がかかって，それを補うために余計な筋力を使うからです。

　図2.29は，適度に重い段ボール箱を持っている様子です。それほど重くはないのですが，荷物のサイズが大きいために苦労しています。図では左手を頭付近に置き，右手は膝付近まで伸ばしています。このような姿勢で荷物を持つ場合，右手に重量がかかり，右手筋肉の働きが大きくなります。左手はどちらかというと荷物位置を正す役割に使っています。このような荷物を持つ場合は，荷物中央に取っ手あるいは紐を結び，その取っ手，あるいは紐を持つようにすればよいのです。この図の持ち方でよくないのは，左右の手が対称に使われていないという点です。重い荷物は両手で，均等に持つとよいでしょう。

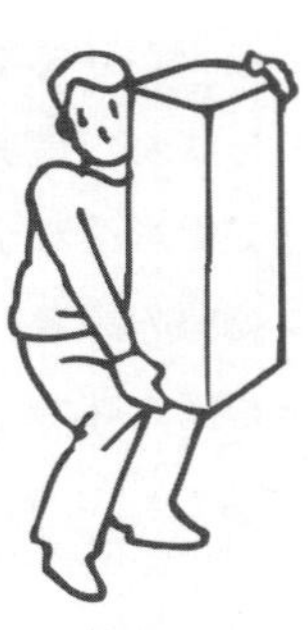

**図 2.29**　大きな荷物の持ち上げには要注意！

2.3　仕事に見るボディメカニクス

## 2.4 看護・介護に見るボディメカニクス

　看護・介護業務といっても，直接患者や利用者をケア・介助する以外にもベッドメーキングのような環境整備や薬品運搬，食事介助のように，重労働から軽労働まで雑多な業務があります。看護・介護に関わるボディメカニクスについては，第4章で詳しく説明します。ここでは，看護・介護とボディメカニクスの関わりについて考えてみます。

### (1) 医療用具とボディメカニクス

　看護師が扱う医療用具には様々な物があります。バイタルサイン測定用の医療用具で，簡単な物に血圧測定機器があります。これは，患者にマンシェットを巻き，そこに圧力をかけ測定します。この圧力は患者の腕にかかりますので，人によってはその圧力が気になるでしょう。また，ギャッチベッドに患者が寝た状態で背上げをすると，背中の圧力が減圧する一方，背面とマットレスとの間にずれが生じます。そのずれはせん断力といって，背面をこする力が発生しているのです。この値が大きいと褥瘡発症にも影響してきます。

　図2.30(a)はマンシェットと上腕との間に圧力が，図2.30(b)は臥床者背面とベッドマットレスとの間に圧力とせん断力がかかることを示します。図2.31は指を患者の肌に触れ，その指に若干圧力を加えて脈や痛みを診ている様子です。このように見ると，医療用具や医療機器が患者に触れ，その間に力学的問題が生じていることがわかります。例えば，人間ドックでレントゲン写真を撮影する場合，バリウムを飲んだ患者が大きなレントゲン撮影装置に乗り，その装置を上下左右に動かして撮影をします。このときの患者はかなり苦しい思いをします。これは不安定な姿勢の患者に重力がかかっているためで，地球上に重力があるためにこのような苦痛を味わうわけです。

(a) 患者はものに触れている　　　　(b) 患者はものに触れている

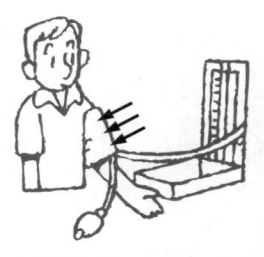

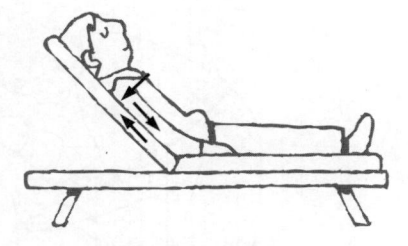

図 2.30　患者とものの関係

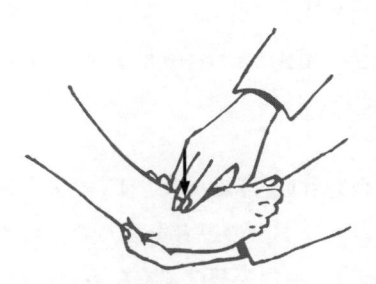

図 2.31　触診とボディメカニクス

## (2) 前傾作業とボディメカニクス

　図 2.32 は寝ている患者の血圧を測定している様子です。看護師にとってこの作業は重労働ではないのですが，前傾で作業している点が問題です。身体の上体の重さは全体重の 66% であることは，図 2.5 に示しました。このような重い上体を前傾させると，それを支える脊柱起立筋が頑張る力と，その力を支える仙骨部の荷重は非常に大きくなります。図 2.32 のような前傾した状態で患者を移動させるようなことをすると，腰部の負担は極限に達します。このような大きな腰部負担に関わる力学問題は，次章で詳しく述べます。

2.4　看護・介護に見るボディメカニクス

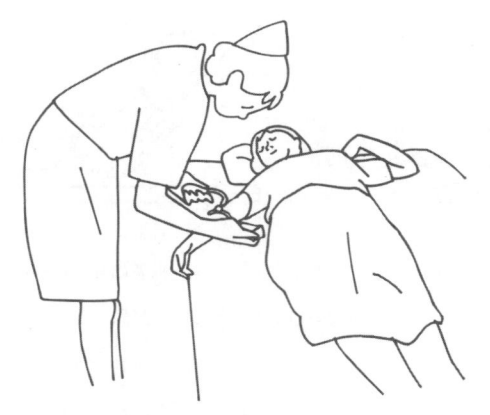

図 2.32　看護における前傾作業とボディメカニクス

## (3) 患者移動動作

　1人での患者持ち上げ移動は避けるべきです。2人で行った場合でも十分な注意が必要です。図 2.33 はベッド上の患者を2人で移動させる様子です。ボディメカニクス的に見てみると，前傾姿勢はよくないことです。2人で持ち上げるとはいえ，患者の体重は重いので，前傾姿勢のままで持ち上げているところに問題があります。看護師が前傾姿勢でこのように患者を持ち上げる動作が，腰部にと

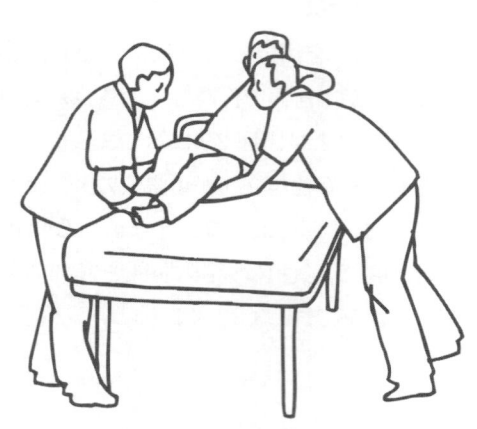

図 2.33　危険な患者移動動作のボディメカニクス

って極めてよくないことについては後述します。荷物であれば，持ち方を考えて左右の手を対称的に使うこともできます。しかし患者の移動は，支える左右の手の位置が異なり，その手にかかる荷重の大きさも異なるので，非対称（アンバランス）な持ち上げ動作になることが多いために問題が生じます。

### (4) ラジオ体操

　図 2.34 はラジオ体操の 1 シーンです。体操は常にどこかの筋肉を使い，身体部位を動かす動的筋活動です。この図の姿勢をみると臀部が後退しています。これは，上体が前方にあって，しかも両手を差しのべていますので，もしも臀部を後退させなければ前へ倒れてしまいます。力学的に見れば，足部を軸に前後に体重のバランスをとっていることになります。

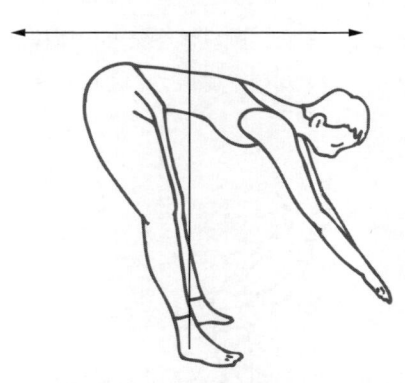

**図 2.34**　ラジオ体操とボディメカニクス

## 2.5 スポーツに見るボディメカニクス

スポーツの姿勢や動作を見るかぎり、全てがボディメカニクスに関っているといえるでしょう。ここでは，そのスポーツの3つの例について考えてみます。

### (1) アイススケート

図 2.35 はアイススケートをしている図です。このスポーツとボディメカニクスとの関係には，まず，身体バランスがあります。図のようにアイススケートは，スケート靴の細い金具で片足立ちしながら滑ります。これができるのは，動的バランス，つまり，慣性を利用して前進運動しているからで，自転車が倒れない理屈と同じです。もしも，片足立ちで静止した場合，その姿勢は直ちに崩れてしまうでしょう。また，氷とエッジとの摩擦が小さいので走りだしたら止まらないという点で，慣性の法則が思い出されます。当然のことながら，氷といえども摩擦係数はゼロではありません。また，動けば空気との摩擦抵抗がありますので，前進力を加え続けない限り，いずれは止まってしまいます。

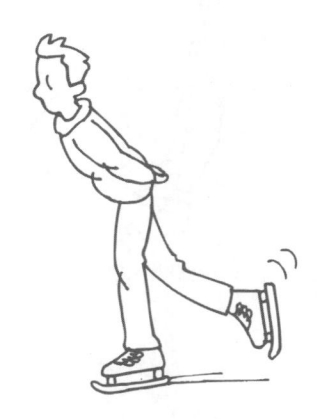

図 2.35　アイススケートとボディメカニクス

## (2) 懸垂

　図2.36は鉄棒の懸垂です。これは，背の高さより高い鉄棒に両手でつかまる運動です。体操の選手は，この状態から身体を振って鉄棒のまわりを回転します。今，静止状態を考えてみましょう。身体全体の体重という重力が，両手に分散してかかっています。体重の2分の1が力として片手にかかっています。この力は手首，肘関節，肩関節とすべて同じ大きさの引張り力です。したがって，図のように関節部分が引っ張られ，隙間は若干開くでしょうが切断するようなことにはなりません。長時間には耐えられませんが，短時間ぶら下がって地上に戻れば，元通りに復帰します。これは筋肉組織をストレッチさせたことになります。

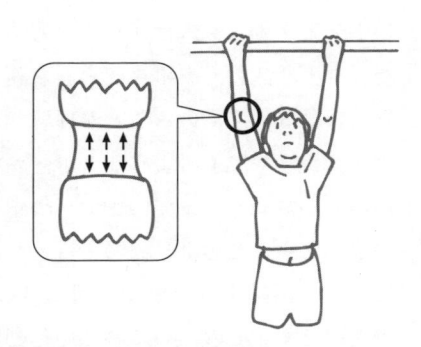

**図 2.36** 懸垂時の腕の力は引張り力

## (3) ノルディックウォーキング

　ポールを両手に握りウォーキングするスポーツはノルディックウォーキングといい，日本でも盛んになりつつあります。このスポーツは図2.37のように両手を使い平地を歩くので，ポールに加わった力が前腕，上腕を伝わって肩関節に伝わります。このポールに吸収された力は，歩行時の足の負担を軽減し，衝撃力を緩和します。そして，運動量としては通常のウォーキングより20％のエネルギー消費増加になるといわれています。

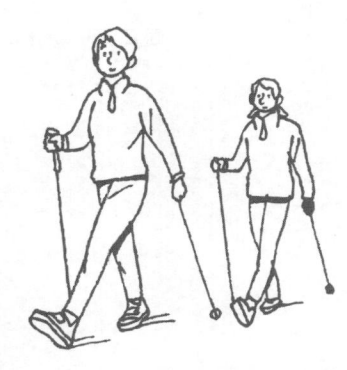

**図 2.37** ノルディックウォーキングとボディメカニクス

2.5　スポーツに見るボディメカニクス

## (4) 日頃から身体をきたえておこう

　ボディメカニクスは「身体の力学」ということを考えると，これまでに見てきた日常生活活動，家事，仕事，看護・介護，スポーツなどあらゆる場面で人が動く場合に関係していることが理解できたかと思います。テレビ中継でみる限りですが，相撲や柔道のようなスポーツでは，勝負に勝つ選手の姿勢を見ると，重心が明らかに低くなっています。つまり，人が立つ場合は重心を低くすると姿勢が安定します。このように考えると，スポーツは力学原理のかたまりで，力学原理に沿って活動するために，図 2.38 に示すように日頃から身体を鍛えておくことが大切です。そのために各種の運動用具が開発され，またスポーツジムへ行くと各種の運動補助用具，機器，機械が使われています。このような用具や機械は，私たちの身体部位を上下したり，ねじ曲げたりすることの支援や補助になり，心身・肉体の増強に役立っています。

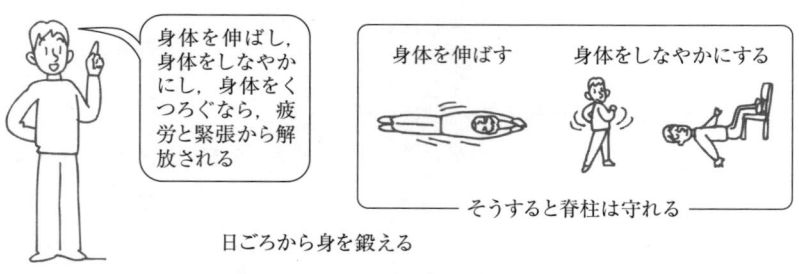

**図 2.38**　身体の鍛錬とボディメカニクス

# 第3章

# ボディメカニクスを理解するためのやさしい力学

　これまで述べてきたように人間が姿勢を保ち動作ができるのは，固い骨格があるからです。例えば，大腿骨と脛骨・腓骨という骨格は膝関節で結ばれ，その関節角は任意の位置で固定できるので，膝を曲げていても重い物を持ち上げることができます。

　頭，手・足は胴体部とそれぞれに対応する関節で結ばれ，曲げたり伸ばしたりできます。もしも，人間の体に固い骨格がなく，身体がロープやひものように柔軟であったなら，前傾して重い物を持つことはできないでしょう。人間は固い骨格をベースに構成されているので，その骨格に力が加わっても変形せずに姿勢が崩れません。骨格と多くの関節で構成されている身体部位を動かすことによって立位，座位，前傾などの姿勢を保つことができます。

　ちょう番で結合された2本の棒を例に力学を考えてみましょう。2本の棒を一直線状にしてちょう番を締めつけると，1本の棒のようになります。これを垂直に立てようと思えば立たせることができます。人間でいえば，この状態は起立状態です。次にちょう番を緩め，30°だけ2本の棒の間の角度を曲げてみます。この曲げた棒の一方を床面に立てようとしても，他方の棒が曲がっているので立たせることはできません。さらに，棒間の角度を90°にしてみると，ますます立ちません。この様子を人間で例えると，30°の角度はちょっとお辞儀をした程度，90°は最敬礼したような姿勢で，ベッド上の患者を介助するときの看護師の姿勢のようでもあります。

　このように，ちょう番で結ばれた2本の棒の片方を曲げると，その棒を立たせられなくなります。立たせるためには曲げた方の棒の反対側を長くし，立てた棒の前後のバランスをとる必要があります。このように，棒を立たせるためには力

学の知識が必要になります。人間が90°前傾しても倒れないのは，おしりが後退し，両足を基準に前後の重力バランスがとれているからです。

　そこで本章では，人間を棒状に見立て，前傾したり手を伸ばして物を持つ場合，この人間が倒れないために必要な力学問題を考えます。そして，起立状態の人間が前傾するといかに大きな負担が腰部にかかるかということを考えてみます。

　"Body Mechanics"の「Mechanics」は，日本語では力学と訳され，自動車のような機械の整備・保守・点検など行う技術者もこのように呼びます。この力学には，「物体間に作用する力と，物体の運動との関係を研究する学問」という意味があります。人間を含むすべての物体には，重力という力が作用しています。例えば，机の上に置かれたデスクトップ・コンピュータは，相当に重く，机の表面に大きな力が及んでいます。それを持てば，重さを感じ負担になります。

　ボディメカニクスとは手や足，肘や膝，脊柱などの身体各部に力学原理を応用した人間の動作，姿勢に関わる運動，保持の技術であり，看護や介護分野では，介助者の労務負担を減らし，腰痛などを予防する技術です。そして，患者や利用者が安全，安楽に看護・介護を受けられるようにするために，力学的原理を活用する技術です。本章では，看護・介護で使う力に関する力学問題を詳しく説明します。

## 3.1 人間の機能，特徴，能力の限界

　人間は筋力を使って力を出し，物を持ち上げ台車を押すというような仕事を行います。しかし，図 3.1 に示すように，その力には限度があります。この図は，人間が垂直に立った状態で出せる力（引きと押し）を体重の割合で示しています。図 (a) の引く力において，真上の出せる力は体重の 100% となっています。これは，真上方向はいくら引いても，体重以上には引けないからです。つまり，天井から下がった紐を引いていくと，体重までの力しか出せず，それ以上に力を出すと体が浮き上がってしまうためです。一方，図 (b) の真上に押す方は，最大 130% となっています。押す場合は人間の出せる力の限界が，手・足の関節部に依存し，それは体重の約 30% 増程度が限度だからです。

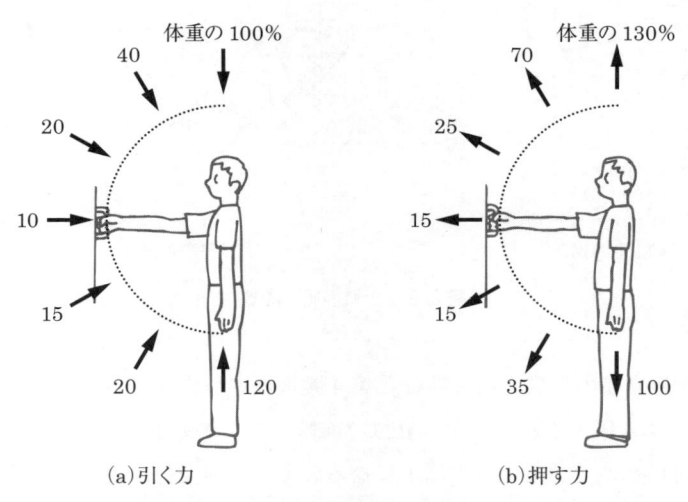

(a) 引く力　　　　　　　　(b) 押す力

**図 3.1**　上肢が出せる力（E. グランジャン：産業人間工学）

## (1) 上肢の届く範囲

図3.2は座位の人が上体を曲げずに手を伸ばした様子です。図 (a) に示すように上体を曲げずに手を上下に伸ばす場合，手が届く範囲は上腕と前腕の長さで決まる約70〔cm〕です。しかし，上体を前屈させてもよいなら，その人の座高に依存し，届く範囲はさらに広がります。図 (a) の場合は，上から下に手と腕を動かすと円弧を描きます。

これに対して，前腕を左右に動かすと，両手の先端は図 (b) に示すような二つの山形の範囲になります。上腕・前腕を使えるなら，肩関節を基準にして両手は左右方向に約70〔cm〕の範囲，座位のまま物を動かすことができます。

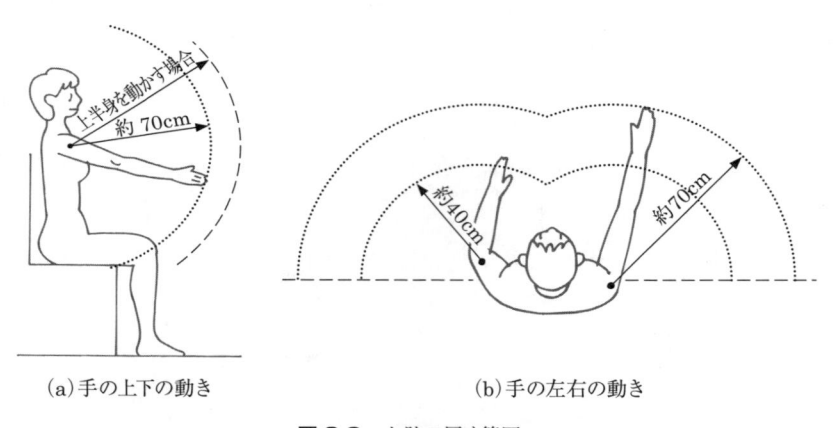

(a) 手の上下の動き　　(b) 手の左右の動き

**図3.2　上肢の届く範囲**

図3.3は起立時の脊柱・第3腰椎と第4腰椎間の圧力を100％とし，いろいろな姿勢に対する圧力を示します。立位で前傾し，しかも手に20〔kgf〕の物体を持つと立位時の約4倍もの圧力増加になるので，前傾姿勢はいかに腰部に負担をかけるのかがわかります。あらゆる物体は重力の影響を受けています。そのため，人間が姿勢を変えると，手，足，腰などの各関節に大きな負担がかかります。姿勢を変えたり，物を持ったりする場合，腰部にいかに大きな負担がかかるかということが，この図からわかります。

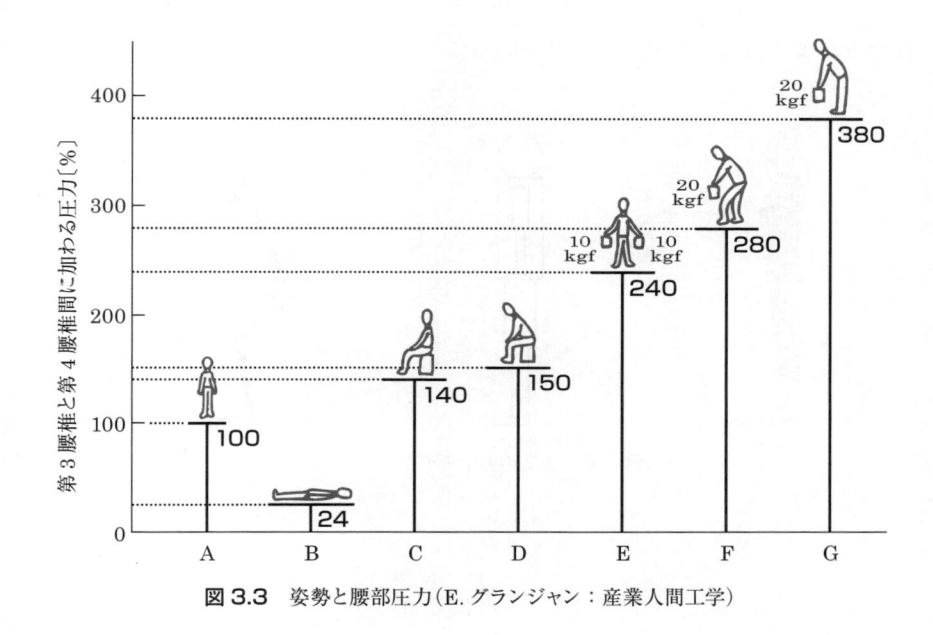

**図 3.3** 姿勢と腰部圧力（E. グランジャン：産業人間工学）

## (2) 人間のモデル化と力学

　一般に力学といえば，機械工学，建築工学，土木工学の分野で多く使われる用語です。機械であれば，機械を構成している骨格，つまり構造体が壊れてしまわないように，柱や梁（はり）の力学的な強度を計算で求めたり，実験的に裏付けたりすることを行います。また，建築でいうなら，家やビルを構成している柱や梁の強度を研究・デザイン・設計する分野です。

　さて，人間の姿勢や動作を考えるために，なぜ力学が必要かを説明しましょう。図 3.4 に示すように人間の身体部位を棒状と仮定し，それらが関節で結ばれ回転するようなモデルを考えます。例えば，図 3.4 の右端の図のように頭部，胴体（脊柱），大腿，下腿，上腕，前腕などに分けます。そうすると起立して臀部を後退させずに上体だけを前傾させると，前方向に倒れるという理屈が明らかになります。柔らかい筋肉や肉体のままで力学を論ずることはできませんが，図のように骨格部分で考えると，前傾時に腰部に大きな力がかかるということが，計算で推

3.1　人間の機能，特徴，能力の限界

測できるようになります。

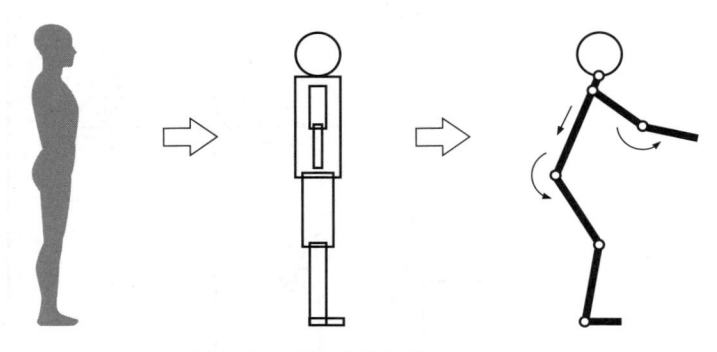

図3.4　人間の力学モデル

## 3.2 力と圧力の違いは何か（力の単位，圧力の単位，質量，ベクトル）

　図3.5は看護師が患者を抱き起こすシーンです。この場合，看護師は患者の背部に手を回し，その手を引きながら自分の身体を後にずらします。患者の背部に当てた手に単に力を加え続ければ，患者の頭部と肩部は真上に持ちあがります。なぜ看護師がベッドに沿って後へ身体をずらすかというと，患者の上体を，腰を中心に回転させるからです。図3.4のモデル化した人間の腰部を見れば明らかなように，患者の上体は腰部を中心に回転します。このように考えると，看護師は，患者の上体を持ち上げながら，患者の腰部を中心に回転させるように，手と上体を動かしていることがわかります。看護師が動かないで前腕・上腕だけを用いて抱き起こそうとした場合は，図3.2のように手の動きには制約があるので，この制約のために患者の上半身を起こすことはできません。したがって，看護師自身の身体を後ろへ動かすことが必要です。

　このように看護師が出す力は手掌から前腕・上腕に伝わります。また，患者背面に作用する手掌の力は，厳密には圧力です。というのは，患者背面に加わる力は手掌の大きさで異なり，その力は手掌面で分散して患者背面に作用するからです。つまり，腕部にかかるのは力として考えて理解できますが，手掌のように面を介して患者の背部に作用するような場合は，圧力として考える方がよいのです。

　このように，圧力で論ずると都合がよいのは，座位や臥床にある人の臀部や背部についてです。例えば，ギャッチベッドで仰臥位にある患者の背上げをした場

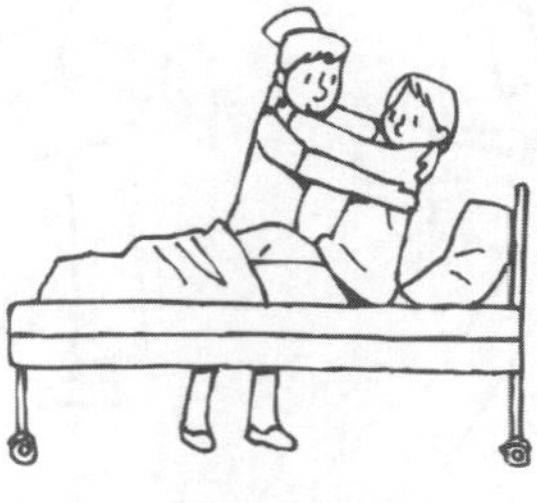

図3.5　抱き起こし動作とボディメカニクス

合，ギャッチアップするに従い，患者の背面にかかる圧力は変わっていきます。上体が90°近くで長座位になれば，ベッドからの力が作用しないので患者背面の圧力はゼロになります。このように仰臥位にある患者背面に作用する力は，圧力として考えると都合がよいのです。患者の背面はベッドのマットレスに面で接触しているので，背面の面積を考慮した圧力で考えるのが妥当です。圧力の単位は単位面積当たりの力で，記号で書くと〔$N/cm^2$〕，〔$kgf/m^2$〕などであることに注意しましょう。

### (1) 移乗介助支援装置を用いた移乗介助

図 3.6 は移乗介助支援装置を活用して，患者をベッドから車いすに移乗する様子を示します。この介助支援装置を使うと，看護師の発揮力が軽減できます。患者を移乗あるいは移動する場合，力は必ず必要です。この図の場合，看護師は足に力を入れ，装置を傾け取っ手を持った手を引き，患者を浮き上がらせます。しかし，このときの手と足の総合力は，患者体重より 20％ 小さいのです。どうしてこの事実がわかったかというと，介助装置の金属フレームに力の計測ができる「ひずみゲージ」というセンサを貼付して実験を行ったからです。この結果より，患者体重が 50〔kgf〕であれば，介助支援装置を使うと 40〔kgf〕の力を発揮す

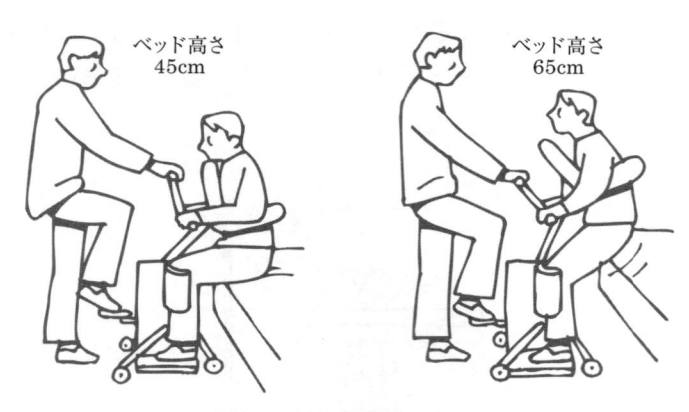

**図 3.6** 移乗介助支援装置を用いた移乗のボディメカニクス

れば患者を移乗できることがわかりました。

以上述べたように，介助支援装置を使用すると介助に必要な力の軽減が可能です。患者と触れる部分はソフトな材料で作られていますが，この場合は機械装置による介助です。そのため，人の手による介助よりも違和感があります。

## (2) 見えない力の魔力

力のかかり具合を目に見えるようにすることは可能ですが，普通には電気などと同様に目には見えません。そのため，力学や電気工学は難しいと思われがちです。力を身体で感じるいくつかの場面を紹介しましょう。図3.7(a)はボールを蹴りそれを遠くに飛ばす様子で，足に衝撃力を感じます。これに対して，図(b)は動いているボールを受け止める様子で，こんどは手にボールから衝撃力を受けます。図(c)は，椅子の座面から臀部に上半身の体重分の重力を感じます。図(a)，(b)に示したように力が時間に対して変動するような場合は，動的な力といい，図(c)に示したようにじっと座っていれば，そのままいつまでも同じ力（重力）が臀部にかかり続けるような力を静的な力といいます。

看護動作について考えると，例えばベッドの高さを変えるときに回すクランク作業時に発揮する力は動的な力です。一方，患者の脈を手で測るような場合，患者の手を握りつづける力は静的な力です。

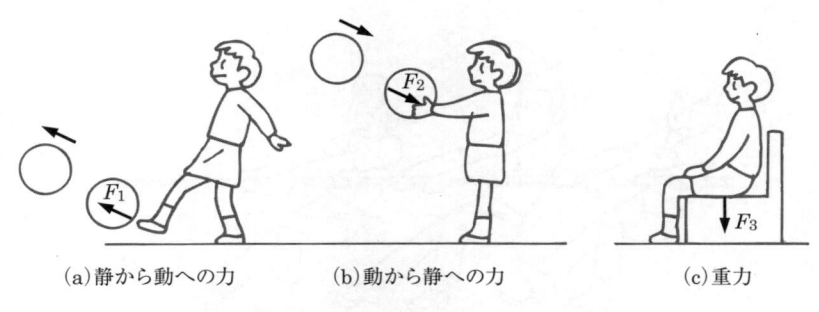

(a) 静から動への力　　(b) 動から静への力　　(c) 重力

**図 3.7**　見えない力の魔力

3.2　力と圧力の違いは何か

## (3) 人間が受ける力

図3.7に力の感触を示しました。この図より，力は物体に動きを与える，動いている物から力を受ける，なにもしなくても地球上には物があればそれには重力という力が働いているということがわかりました。重力があるために私たちは腰痛を起こします。この重力については後で詳しく説明します。

## (4) 力には名前がついている

人間は物を持つ，引く，押すなど常になにかを行う時には必ず力をだします。その力には名前がついています。図3.8に示すように運勤会で綱引きをするときにだす力は**引張り力**といいます。この引張り力は綱にかかっていることは直ぐわかります。しかし，よく見るとその力は人間の上腕，前腕にもかかっています。人間が綱やひもを引くとき以外に，例えば点滴容器を吊るした場合にも，引張り力はその容器を支えるために作用しています。

つまり，点滴容器には重力かかっていますので，その容器が落ちてこないようにするために容器を吊るすフックに引張り力がかかっているのです。

人間の身体が直接受けるような引張りは，図2.36にすでに示した鉄棒による懸垂力です。懸垂中の身体は，両手で支えられていますので上腕や前腕に引張り力がかかっています。この腕にかかる引張り力の大きさは，頭部を含む腕から下の身体部位すべての体重です。ところが腰部を考えると，この部分の引張り力は

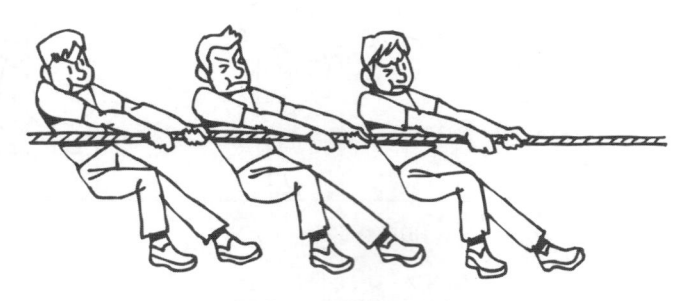

図3.8　運動会の綱引き

第3章　ボディメカニクスを理解するためのやさしい力学

腰から下の臀部，大腿部，下腿部の体重を合わせた重さがかかっています。

次に図3.9を見てください。この場合は手掌を地面につけ，頭部，胴体部の体重を前腕が支えています。図より明らかなように前腕，肘関節を圧縮するように体重による力（重力）が作用しています。このように物体を縮ませたり圧迫したりする力を，**圧縮力**といいます。例えば，枕を使って仰臥位になっている患者の頭部重量は枕を圧縮するような力となって，枕に作用します。また，脈をとるときに患者の腕を軽く握る場合，小さいながらも指には圧縮力が生じています。ストレッチャーを押すときに前腕が発揮する力も圧縮力です。

最後に図3.10に示すせん断力の説明をします。コンニャクのように柔らかいレンガの形をした物体の上に人が乗ったとします。するとこのレンガには人の体重（重力）がかかり，レンガはつぶれるので，圧縮力がかかっていることがわかります。次にレンガに乗った人が歩きだすために，レンガを蹴るような力をかけたとします。このレンガは柔らかいので，図(b)に示すようにひし形に変形す

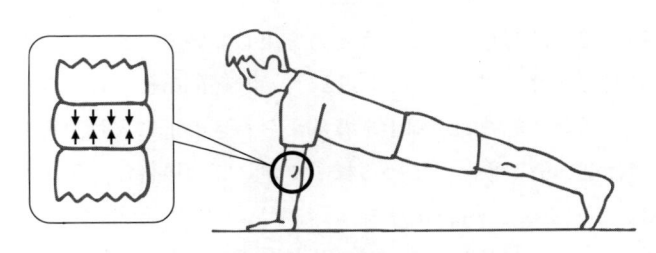

**図3.9** 体重を支える腕にかかる力は圧縮力

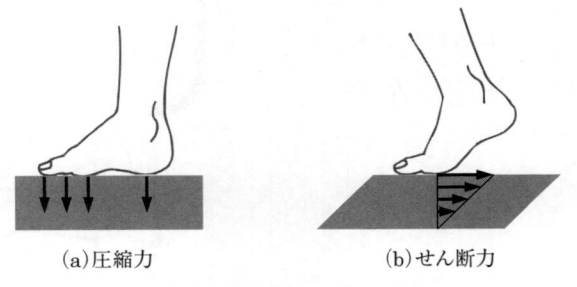

(a)圧縮力　　　　　　　　(b)せん断力

**図3.10** ものをずらす力はせん断力

3.2　力と圧力の違いは何か

るでしょう。このようなずれ力が加わり、レンガをひし形に変形させるように働く力は、**せん断力**といいます。このせん断力は、図 3.11 に示す患者が寝ているギャッチベッドの背上げの際、背部に生じるずれる力でもあります。それはベッドマットレスと患者背面部との間に生じるずれ力で、このずれを起こす力がせん断力なのです。この他、絆創膏を皮膚に貼るときの絆創膏と皮膚との間のずれ力、包帯を巻くときに引っ張りながら巻くので、ここにもずれ力（せん断力）が作用します。

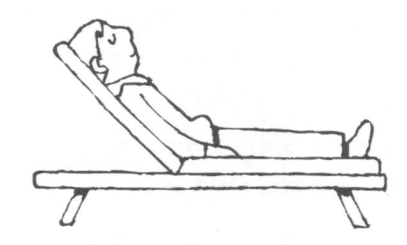

**図 3.11**　ギャッチベッドの背上げ時に受けるせん断力

これまで述べた力はどちらかというと力を出している、あるいは加わっていることがわかる様子を示しました。図 3.12 は、車椅子に座っている患者が座面からずれたような場合、看護師が両手を背部からわきの下に入れ、患者の手をしっかりつかんで後部へ引こうとしている様子です。この場合は、患者が後ろに動くなら力が入っていることがわかりますが、動かないとすると力を入れているのかどうかは不明です。このように、力は見えません。力を入れる対象が動くか、あるいは変形して、はじめて力がかかっていることがわかります。

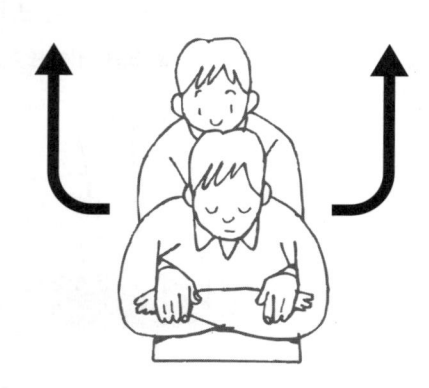

**図 3.12**　車椅子のずれ介助

## (5) 力の作用・反作用の法則

　力は押せば必ず反作用があります。それは，何かに力をかけるとその何かから反対方向の，同じ大きさの力が返ってくるということです。例えば，輪ゴムを引っ張ると伸びます。しかし，引張り力を緩めると元の状態に戻っていきます。この元の状態に戻るという事実は，引っ張ったときと反対の力が作用しているから生じるのです。つまり，引っ張れば，反対の方向に同じ大きさの力が作用するのです。これが，**作用・反作用の法則**です。もうひとつ例を示しましょう。池に二艘の同型ボートが浮かべてあります。両ボートの船首を長めのロープで結び，そのどちらかのボートからロープを引くとどうなるでしょうか。両ボートはお互い同じ速さで近づきます。ロープの片方を引けば，もう片方のロープにも引張り力が作用します。こうして，大きさは同じで反対方向の力がロープに作用していることがわかります。これも作用・反作用の法則です。

　以上は，目に見える形で作用・反作用の説明をしました。図3.13は，人が壁に寄り掛かっている様子です。手を当てた壁からは，その人が押した大きさと反対方向の力が作用しています。しかし，その力は見えません。同様に，人の重心に作用する下向きの重力（体重）の反作用は，床面の靴に上向きに作用しています。さらに，斜めになって寄り掛かっていますので，靴にはせん断力も作用しています。これも目には見えません。靴には後方に向かって床面を押すような力が作用しているはずです。その大きさと同じせん断力が靴の前方向に作用しています。このような力も目に見えません。見える形で示した前述の輪ゴムを伸ばす力やボートを引く力と同様，あらゆる物に力を加えると，大きさが同じで方向が反対の力が作用します。これが，作用・反作用の法則です。

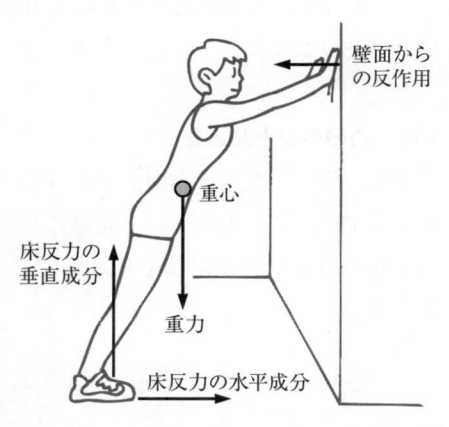

**図3.13** 押す力と押し返す力（作用・反作用）

3.2 力と圧力の違いは何か

## (6) 椎骨に作用する力

人間が何かを押したり引いたりするときの力の他，地球上に住む私たちにとって避けることができない，重力という自然の力があります。この重力は後述するように，質量がある物ならどのような物にも働く力です。例えば，私たちの身体の体重が 50〔kgf〕というのは，それは"力"であって"重力"でもあるのです。この重力があるために腰痛が起こるといっても過言ではないのです。

図 3.14 は，第四・第五腰椎，仙骨にかかる力の模式図です。体内なので，目で見ることはできませんから予想図となりますが，このような力が腰椎の各部位にかかっています。身体の姿勢変化に伴いこれら力の大きさは変化します。椎骨間の相対位置も姿勢とともに変わります。その形状によって力のかかり具合，大きさなども変わります。よくない姿勢をとると，脊柱にかかる目には見えないこうした力によって，椎間板や椎骨の変形を起こします。また，それが原因で脊柱障害を起こす可能性があります。

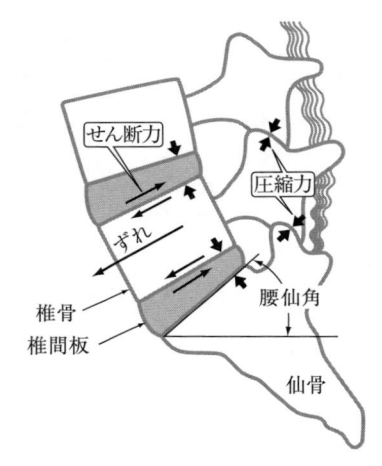

**図 3.14** 脊柱にかかる圧縮力・せん断力・ずれ

## (7) 力のベクトルとは

力は「大きさ」と「方向」をもっています。そのため，いくら大きな力が作用していても，その力の方向が間違っているなら，その大きな力は，力を必要とする対象には有効に作用しません。ここでは，その力の**ベクトル**について考えてみます。

## (8) 車椅子を押す

図 3.15 は車椅子を押している様子です。これを見ると介助者は車椅子を押すための握り部（**力の作用点**）を斜め下方向に力を加えています。車椅子が押されて前に進む力の成分は，地面に平行な分力です。斜めに押した力は，図のように地面に平行な成分（**水平成分**）と地面下方の成分（**垂直成分**）に分けることができます。そのうちの地面に平行な成分が，車椅子を前進させるために有効に働く力です。もしも前進させる力（地面に平行な成分）のみを作用させるとどうなるでしょうか。例えば，前輪が小石に当たった場合，この小石を中心に車椅子は回転し，前のめりになります。ところが図 3.15 のように斜め下に押していると，小石を中心として前のめりとは逆方向の力（垂直成分）があるので，後述する左回りの"力のモーメント"が働き，前のめりを防止することができます。

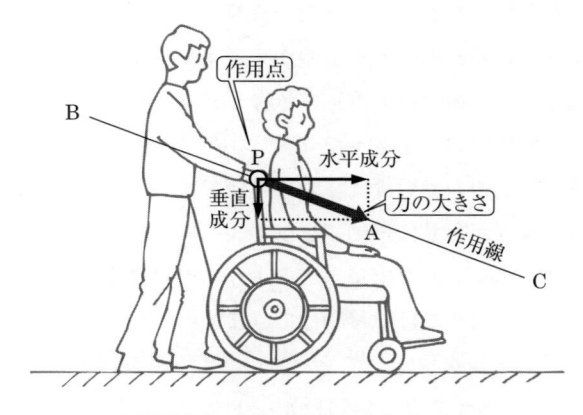

図 3.15　車椅子を動かす力のベクトル

## (9) 患者を移動する

図 3.16 は，ベッド上の患者を背面から持ち上げて，少し位置を移動する様子です。この場合も斜め上に持ち上げていますが，これには理由があります。真上に持ち上げれば移動はできません。真後ろに引けば，座面に摩擦力が働くために，上体が後方に倒れ移動できません。そこで，図のように例えば 45°方向に持ち上

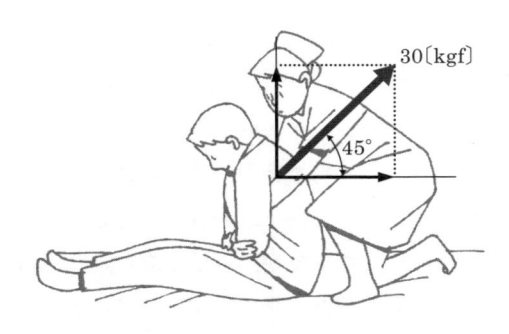

図 3.16　患者背面から 45° 方向に引く

げながら 30〔kgf〕で引くことを考えてみましょう。そうすると，この力は図示したように垂直成分と水平成分に分かれて，それぞれ 21.2〔kgf〕となります。どうしてこのような値になるかは，下記の計算メモを参照してください。

　なぜ，このように斜めに引くとよいのかを考えてみましょう。摩擦力は後述するように垂直抗力（この場合は体重）に依存します。したがって，この抗力を少しでも小さくすると摩擦力は小さくなり，ベッド上で引く力が少なくてすみます。真後ろに，摩擦力以上の力で引けば移動は可能ですが，ちょっと持ち上げ，その摩擦力を軽減したほうが容易に移動できます。そのため，持ち上げ力も同時に加えるとよいのです。ベッドの摩擦が氷上のようにゼロに近い値でしたら，何も持ち上げる必要はなく，引くだけで移動はできます。

《計算メモ》　　三角定規を想定してください。2 角が 45° の三角定規では直角の 1 辺を 1 とすると，斜辺はルート 2 です。斜辺を 1 とすると，直角の辺は "1" 割る "ルート 2" です。この値は 0.707 となります。今，図 3.16 にこの計算を当てはめると，斜辺が 30〔kgf〕ですからルート 2 で割ると，垂直・水平成分は同じで，21.2〔kgf〕となります。三角関数という数学を使うなら，垂直成分の力は「$30\sin(45°)$〔kgf〕」，水平成分の力は「$30\cos(45°)$〔kgf〕」となります。これを電卓で計算すると，両者とも 21.2〔kgf〕という答が容易に得られます。

## (10) 背が高いと大きな力が必要だ

図3.17は，子供と大人が荷物を助け合って持っている様子です。図のように垂直線から子供は60°，大人は30°の方向に持ち上げているとしたとき，どちらの負担が大きいでしょうか。

この問題も力のベクトルを用い，ちょっとした計算で具体的な力の大きさが求まります。この場合は，垂直成分は荷物の荷重であって10〔kgf〕です。この重さを子供と大人が分担するわけですから，力は図(b)のベクトル図より，斜めに描いた太線矢印の長さで求まります。垂直線上の上向き点線が10〔kgf〕ですから，これを図のように60°と30°方向に分解したのです。そうすると，子供の成分は5〔kgf〕で大人は8.66〔kgf〕と求まります（計算メモ参照）。この計算結果から，背の高い大人の方が負担する荷重は大きくなることがわかります。

《**計算メモ**》 子供の荷重 = $10\cos(60°)$ = 5〔kgf〕，大人の荷重 = $10\cos(60°)$ = 8.66〔kgf〕。このように三角関数を用いると簡単に計算で荷重分担が求まります。

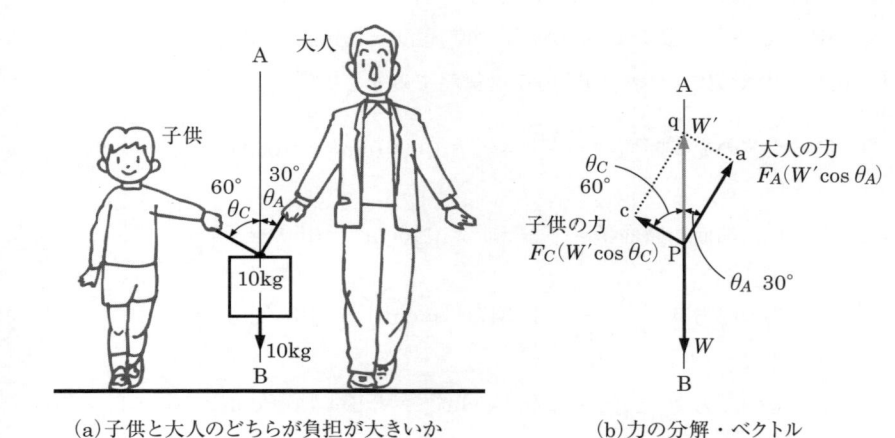

(a)子供と大人のどちらが負担が大きいか　　(b)力の分解・ベクトル

**図3.17** 小さい人と大きい人どちらが楽か（力のベクトル）

## (11) 圧力とは

**圧力**というのは，単位面積当たりの力ということは前述しました。つまり，手掌のように，ある面で患者の身体を押したり抱いたりする場合，患者の身体に圧力という単位面積当たりの力がかかるというように考えるのです。例えば，尖った鉛筆の芯を手に当て押すと非常に痛いでしょう。ところが同じ鉛筆の削ってない反対側の六角形の面を手に当て，同じ力で押してみてもちっとも痛くありません。鉛筆を押した力は芯側も反対の六角形側も同じとします。どこが異なるかというと，鉛筆が手の皮膚に触れる面積が異なるのです。尖った鉛筆の芯が皮膚に触れる面積は点状で，極めて小さいといえるでしょう。一方，反対側の六角形が触れる面積は，尖った芯に比べ何百倍も大きいのです。

## (12) 鉛筆の尖った芯で突かれると痛いのはなぜ？

尖った鉛筆の芯先端の直径を 0.2mm，断面が丸い鉛筆の直径を 8mm であると仮定しましょう。小型ホチキスの重さは約 100g ですので，この重さを荷重とし，鉛筆の端にのせます。鉛筆の尖った芯先端（直径 $D = 0.2\text{mm}(= 0.02\text{cm})$）部分と逆の削っていない側の鉛筆の端面（直径 $D = 8\text{mm}(= 0.8\text{cm})$）で，皮膚を 100〔gf〕の力で突いた場合の圧力を計算してみましょう。

① 尖った芯の先：断面積 $= \dfrac{\pi D^2}{4} = \pi \times 0.0001\text{cm}^2 = 0.000314\text{cm}^2$

② 削らない端面：断面積 $= \dfrac{\pi D^2}{4} = \pi \times 0.16\text{cm}^2 = 0.5024\text{cm}^2$

①の圧力 $= \dfrac{100}{0.000314} = 318471$〔g/cm²〕$\fallingdotseq 318$〔kgf/cm²〕

②の圧力 $= \dfrac{100}{0.5024} = 199$〔g/cm²〕$= 0.199$〔kgf/cm²〕

この計算結果をどのように思いますか。鉛筆の尖った芯の場合，なんと 1cm² あたり，318〔kgf〕（圧力：318〔kgf/cm²〕）の力がかかっています。ところが，鉛筆の削っていない側では，1cm² あたりわずか 0.2〔kgf〕（圧力：0.2〔kgf/cm²〕）

なのです。このように考えれば，鉛筆の尖った芯で突かれた場合は非常に痛いということが数値的に理解できるでしょう。

## (13) ハイヒールで踏まれると痛いのはなぜ？

ハイヒールで踏まれると痛いのはなぜかということを，圧力で説明するとよくわかります。これも，ハイヒールと普通の靴の接地面積を比べるとそれが大きく異なるからです。女性の体重の半分が片足の靴にかかると仮定し，圧力で比較してみましょう。

図3.18は重さが同じですが，物体が床面に触れる面積が異なる様子を示します。この物体を人間に例え，床接触面の大きい図 (a) は男性の靴の踵，図 (b) はやや細めの踵，図 (c) は女性のハイヒールの踵と考えてください。図 (a) から順次に接触面積が小さくなっています。そのために，図 (a)，図 (b)，図 (c) の順に圧力は大きくなります。これより明らかなように，床接触面積の小さいハイヒールで踏まれると，そこには大きな圧力がかかり痛いのです。

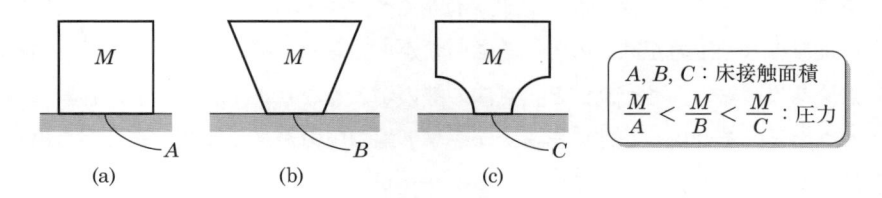

$A, B, C$：床接触面積
$\dfrac{M}{A} < \dfrac{M}{B} < \dfrac{M}{C}$：圧力

**図 3.18** ハイヒールで足を踏まれると痛いのは圧力の違い

《ハイヒールと靴の圧力計算》

女性の体重の1/2を25〔kgf〕，ハイヒールの踵直径を1cm，普通の靴の踵直径を7cmと仮定し，両者の圧力を計算すると以下のようになります。

① ハイヒールの踵圧力：31.8〔kgf/cm$^2$〕
② 普通の靴の踵圧力　：0.65〔kgf/cm$^2$〕

以上より明らかなように，床接触面積が小さいハイヒールの圧力は，いかに大

きいかがわかります。そのため，踏まれると痛いのです。

## (14) 高さを増すと圧力は高まる

　手掌にかかる力の検討は，圧力でするとよいでしょう。患者を持ち上げるときの力を体重計で測るなら，それは力です。また，作業中の介助者の床反力は床反力計（フォースプレート）という力測定装置で測れますので，この場合も力です。力なのか圧力なのかは，力が対象に伝わる箇所を点と見るか，面と見るかで異なります。

　液体や気体の場合は間違いなく圧力で測定され，それで論じられます。深海では圧力が高く，缶詰を海中深くに持って行くとつぶれてしまうといわれます。また，富士山のような高い所や飛行機内でペットボトルの水を飲み干して空になった状態で蓋をして地上に降りると，それはつぶれます。つまり，海中では深いほど圧力が高く，空中では空高いほど空気の圧力が低いのです。

　図3.19に示したように，1リットルのペットボトルの上部と下部に穴をあけ，水を満たしてみると，図のように低い位置の穴からは勢いよく水が出てきます。低い位置の水は圧力が高いので，そこの穴から出る水の勢いが強いのです。同様に点滴薬液容器の高さが高いと，点滴の勢いがよくなります。これも，容器の高さが高いと，それにつなげてあるチューブ下端の圧力が高くなり，そこから出る薬液の勢いがよくなるためです。

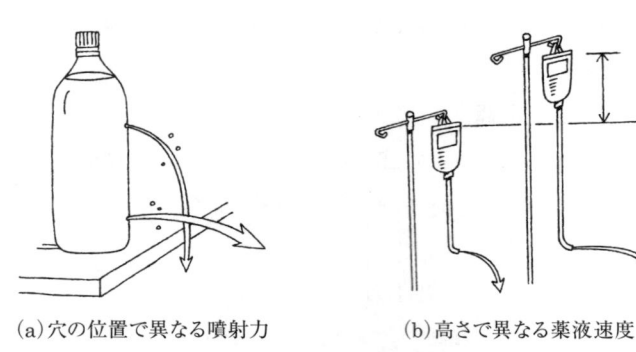

(a) 穴の位置で異なる噴射力　　　(b) 高さで異なる薬液速度

**図3.19　圧力は高さで異なる**

第3章　ボディメカニクスを理解するためのやさしい力学

## 3.3 滑らかな動きと速度・加速度について

　滑らかな動き，スムーズな動きは，看護でも介護でも当然要求されます。滑らかな動きとは，どのような動きなのでしょうか。ここでは，滑らかさについて考えてみます。まず，速度・加速度・力・遠心力の意味を再確認しておきましょう。

　**速度**とは物事の進む速さの度合いで，スピードです。物理学では，運動する物体の位置が時間とともに変化する度合を速度といいます。一方，物事の変化する速さが次第に増していくことは，**加速度**といいます。そして，人や物の体内にあって，自ら活動したり他の物を動かしたりする作用の元になるものは，**力**です。この力は筋肉などの働きによって現れます。円運動をしている物体が回転の中心から遠ざかろうとする力は，**遠心力**といいます。

### (1) 速度・加速度について

　机上に置かれた水の入ったコップを手に持って，例えば右から左へ動かすような場合を考えます。一瞬のうちに右から左への移動は不可能です。しかし，この一瞬に近いような速さで物を動かすことができたとすると，その物の移動には非常に大きな力が必要です。このことは，後述するニュートンの運動の法則のところで詳しく述べます。

　今，コップを動かすときの始め・途中・止める直前の様子をよく観察してみましょう。出発点からコップを置く終点までの変位を観察します。ここで**変位**というのは，コップが動き始めてからのコップの移動距離で，ここでは 0.5m 動かした例を示します。この動く様子は，時間を横軸にとり縦軸に変位 $x$ をとって図で示すとよくわかります。図 3.20 は，横軸に時間をとり，縦軸に変位 $x$，速度 $v$，加速度 $a$ をとり，それぞれが描く曲線を示しています。変位 $x$ は移動距離ですから，徐々に大きくなっています。つまり，0.5m の位置へ向かっている様子がわかります。

　速度 $v$ は山形になっています。速度は変位の時間に対する傾き（正確には変位の時間微分）ですから，図の刻々と変わる変位 $x$ に定規を当ててその接線を引き，

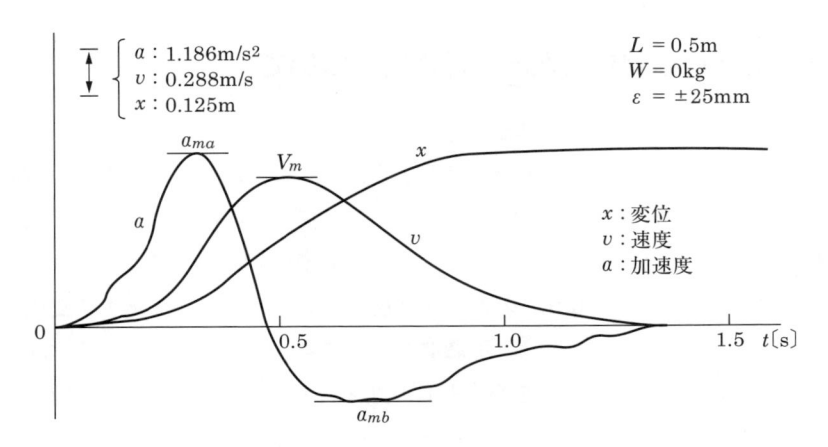

$$\begin{cases} a: 1.186\,\text{m/s}^2 \\ v: 0.288\,\text{m/s} \\ x: 0.125\,\text{m} \end{cases}$$

$L = 0.5\,\text{m}$
$W = 0\,\text{kg}$
$\varepsilon = \pm 25\,\text{mm}$

$x$：変位
$v$：速度
$a$：加速度

**図 3.20** 動きのなめらかさは変位・速度・加速度の曲線で分かる

傾きを求めると速度が図式的に求まります。その傾きを，改めて横軸に時間をとって図示すると，図3.20の速度$v$曲線が描けます。さらに，速度の傾き（正確には速度の時間微分）を求めると，加速度$a$が図中に示したように求まります。

さて，曲線の滑らかさを考えてみます。速度が最大となる時間を図より読み取ると，約0.5秒です。この時点での変位$x$の傾きを見てみると，一番大きくなっています。このことより，変位曲線を見ただけでは，傾きが最大な時刻を見つけるのは困難です。しかし，速度曲線を見れば，変位の傾きの最大は速度曲線の山の頂上なので，直ぐにわかります。

同様に，加速度$a$をみると最大値を示す点（約0.3秒）と最小値を示す点（約0.7秒）が分かります。この山の頂点では，速度曲線の傾きが最大の所，一方，加速度の谷底では，速度曲線の傾きが最大（マイナスで最大）の所であると直ぐにわかります。こうして，変位よりも速度の方が，また速度よりも加速度の方が，曲線の変化する様子はよくわかります。滑らかというのは，こうした曲線に急な変化がないことをいいます。特に加速度曲線に急激な変化があるということは，その時点で急に力を入れたかあるいは急に止めたかということを示しています。

## (2) 重い物は動かしにくい，なぜか？（力と加速度との関係）

"力"は"質量"掛ける"加速度"として定義されています。ここで，もう一度，速度と加速度の意味を確認しておきます。

速度は，変位の時間変化量です。1m（変位）を1秒間（時間）で進む場合の速度は1〔m/s〕といいます。つまり毎秒1mずつ進む場合です。

加速度は，速度の時間変化量です。つまり，速度が1〔m/s〕であったものが，つぎの1〔s〕の間に1〔m/s〕だけ増加して2〔m/s〕となった場合の加速度は，1〔m/s$^2$〕であるといいます。

また，重量と質量を混同しないために，この両者の意味も確認しておきましょう。質量（mass）と重量（重さ，weight）の区別がわかると，力のことがわかってきます。"力"は"質量"掛ける"加速度"という以下の法則（ニュートンの第二法則）に従うものです。ここに出てくる質量は，グラム（g）とかキログラムkg（グラムの1000倍）の単位で表されていて，物体固有のものです。重い物（質量が大きい）は，以下の式より動かすために大きな力が必要です。

力を式の形で表すと次のようになります。

$$\text{"力"} = \text{"質量"} \times \text{"加速度"} \tag{1}$$

地球上では，どこでもほぼ同じ引力（重力）の加速度があります。ところが，宇宙ではその加速度がありません。つまりゼロです。地球上にはこの**重力加速度**（約9.8m/s$^2$）がほぼ平等にあるために，私たちは物を持つと重さを感じ，この重さが腰痛を起こす原因にもなっています。この重さ（重量）は重力であって二つの物体間（物体と地球）に働く引力なのです。宇宙飛行士が宇宙船内で浮いている様子をテレビで放映したので見たことがあるかもしれません。これは，宇宙は無重力，つまり引力がないことを証明するもので，前述の重力加速度がゼロであることが実感できます。そのために，宇宙船をはじめ船内にいる宇宙飛行士や物体など，あらゆる物に重力がないために浮いているのです。

## (3) 力の単位について

力は，質量掛ける加速度に等しいことを前述しました。重量というのは重さ

（weight）で，これはまた重力でもあり，力でもあります．身体の重さは**体重**といい，会話の中では50キログラムとか60キログラムといっています．しかし，厳密にはこのキログラムというのは質量の単位で，重さ（体重，重量）の単位は「キログラム重」といい，「kgf」で表されます．地球上では質量の単位と重さの値がほぼ一致するので，普通わざわざ「キログラム重」といわなくても，単に「キログラム」といえば理解できるのです．

ところが，月へ行くと引力は地球の1/6なので，月の重力加速度は1.6（＝9.8/6）〔m/s²〕となります．しかし，質量は，月でも地球でも宇宙空間でも変らない固有の値です．地球上で10〔kg〕の質量ならその重力（重量）は10〔kgf〕ですが，月面ではどうなるでしょうか．質量は10〔kg〕で地球上と同じですが，重力は1.7〔kgf〕と地球上の1/6となります．さらに，この物体を宇宙空間へ持って行くと無重力（加速度：ゼロ）なので，いくら質量が大きくても，その重力は"質量"掛ける"ゼロ"でゼロ〔kgf〕です．そのために，宇宙飛行士は宇宙船内で浮いているのです．

力や重量の単位は，**ニュートン**〔N〕で表します．ところが，体重計や力を測る秤などでは，力の単位は〔kgf〕であっても，相変わらず体重を呼び合う場合は"キログラム〔kg〕"を使っています．ニュートン単位で力を表現するのが正しいのですが，まだ，キログラムで表現した方が，情報交換の場合に間違いが少ないようで，実用上"キログラム重"〔kgf〕が使われています．物理の教科書や研究論文などでは，力の単位にニュートン〔N〕を使うことがほとんどです．本書では，一部の力のデータでニュートン〔N〕を使用していますが，実用を考え〔kgf〕を使うことにします．

### (4) 重力について

前述したように，地球上には重力が存在します．この重力は質量の大きさに比例するので，質量の大きい物ほど重く，それを持ち上げて腰痛を起こす人が絶えないのです．

図3.21は，質量が同じで，大きさが小さい「鉄」と大きい「綿」の重さを比

鉄：10〔kg〕　綿：10〔kg〕

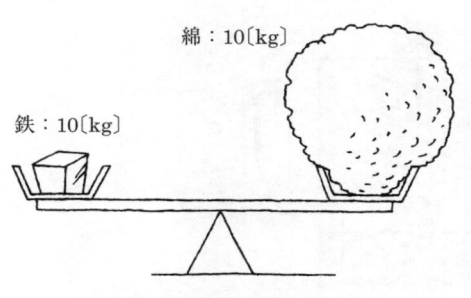

**図 3.21**　鉄と綿はどちらが重いか

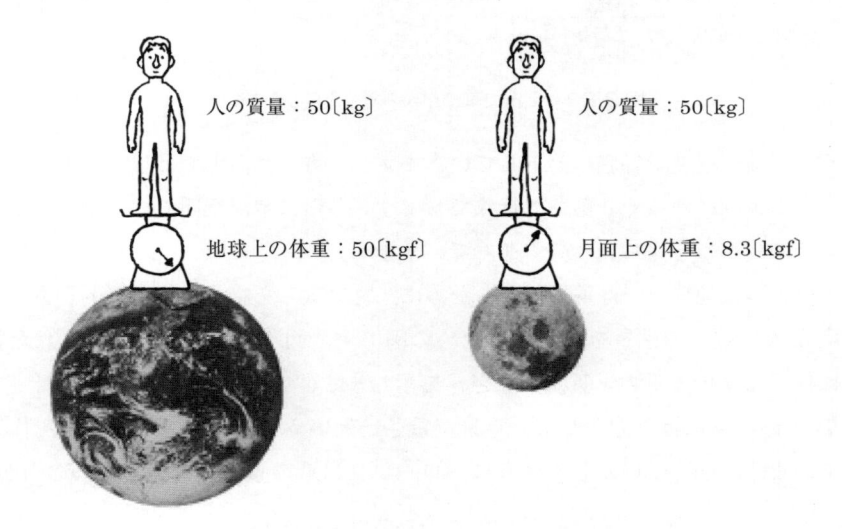

人の質量：50〔kg〕　　　人の質量：50〔kg〕

地球上の体重：50〔kgf〕　　月面上の体重：8.3〔kgf〕

**図 3.22**　地球上の重力は月では 1/6

べています。大きさに関係なく，質量が同じであれば図のようにつり合います。ところが，図3.22に示すように同じ質量の人間を地球上と月面上で重量を測ると，月面上の方が軽く表示されます。それは，前述したように，月の重力加速度が地球の 1/6 だからです。

　図3.23は，地球・月・宇宙において，走っている乗り物が崖から落ちていく様子を示します。地球上では重力があるので，その重力によって図より明らかな

3.3　滑らかな動きと速度・加速度について

地球上の重力
$F = mg$

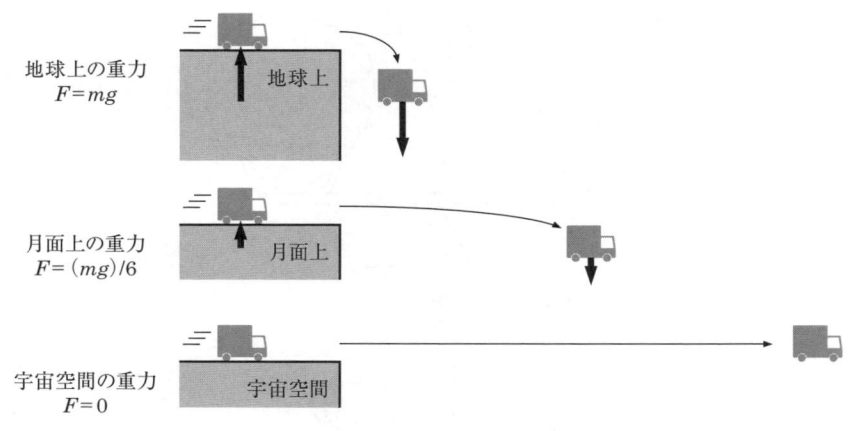

月面上の重力
$F = (mg)/6$

宇宙空間の重力
$F = 0$

**図 3.23** 宇宙で車が崖から落ちたらどうなるか

ように，速い速度で谷底へ落下していきます。一方，月面上では重力が 1/6 なので，図のようにゆっくり落ちて行くでしょう。さらに宇宙空間では，落ちることなくそのレベルを保ち真っ直ぐ進んでいきます。

このように地球上では重力があるために，物に重さを感じ，物は落下します。

図 3.24 は重力の性質を確認するための図です。図 (a) はロープで吊られた物体に作用している重力（重量，重さ）を示します。これまでに説明したように，質量 $M$ の物体には重力，つまり重量（重さ）という力が常に下方に向け，作用しています。図 (a) に示したように，ロープにはその重量を支えるための力が，

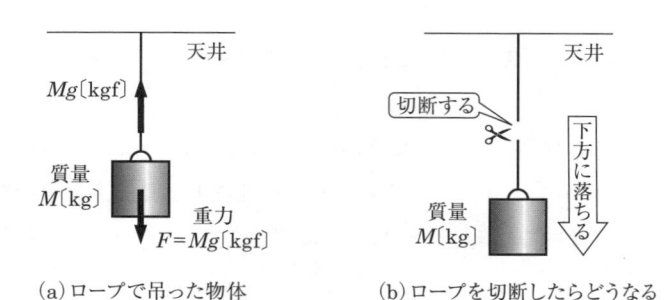

(a) ロープで吊った物体 　　(b) ロープを切断したらどうなる

**図 3.24** 物体を支えるロープにかかる力とそのロープを切断した場合の様子

第 3 章　ボディメカニクスを理解するためのやさしい力学

反作用として上向きに作用しています。ここで，もし図(b)に示すようにロープを切断したなら，この物体は落下し，下方に向け運動し始めます。これが自由落下です。落下物体がもし人が乗れるカプセルであるなら，その中の人は無重力状態を体験できます。航空機を使って，実験的に無重力状態を再現する話題をテレビで見たことがあります。これは航空機の高度を上げ，急降下をすることによって，内部の搭乗者たちが模擬的な無重力を体験できるというニュースです。同様に，遊園地のジェットコースターの下りでも一時的に体験できます。

### (5) 腰痛発症の原因となる重力について

地球中心に向かう重力という力は，地球上のあらゆる物体に作用しています。人の体に当てはめると，それは体重です。私たちの足裏には体重が常に作用しています。例えば，体重50〔kgf〕の人が履物を履いて地面に立てば，その地面には，その人の体重である50〔kgf〕（500〔N〕）という力が作用します。力は見えませんが体重計に乗れば針が振れ，砂浜を歩けば足跡が残ります。このことから足裏にはいつも力が働いていることがわかります。

宇宙は無重力といわれます。宇宙開発のお陰で，宇宙において腕相撲や縄跳び，あるいは水鉄砲の実験をしている映像が宇宙から送られ，宇宙は無重力であるということが実感できるようになりました。それを証明するのは，宇宙飛行士が空中に浮いている映像です。宇宙船の床面を蹴ると，宇宙飛行士がその反動で空中（宇宙船内）に舞い上がる姿です。地上においては地面を強く蹴れば，一度は地面から体が離れますが，直ぐに地面に両足が着いてしまいます。これは，地球上には重力があるためで，地面をいったん離れても直ぐに地表に戻ってしまいます。

一方，宇宙で腕相撲をする二人の宇宙飛行士の映像を見ると，両宇宙飛行士がお互い手を握った状態で，腕を中心に回り始めます。縄跳びの映像では，宇宙飛行士の体が宇宙船内に浮いているので，いくらでも続けることができそうです。しかし，縄跳びの軽い縄は素早く20回近く宇宙飛行士のまわりを回転し，その反動で宇宙飛行士もゆっくりですが反対方向に回転を始めました。その結果，いつまでも縄跳びを続けるわけにはいかなくなりました。宇宙飛行士が空に浮いて

体が動かなければ，力がつきるまで縄を回すことができます。しかし，宇宙飛行士も空中で回り始めるので，縄跳びの回数には限界があるようです。また，地上で水鉄砲をすると，水はある距離までは勢いよく飛びますが，いずれ地面に達します。ところが宇宙船内では，飛び出した水は水平に飛び続け，船内の壁面に当たります。この実験によって，無重力環境では物体を落下させる力はなく，動きだした物体はそのままの状態で動き続けるということがよくわかりました（図3.23 参照）。

一方，地球上では重力があるために，私たちは腰痛を発症します。垂直に起立している状態では腰部には，頭部を含む胴体部分の質量が重力加速度による力（重力）となって仙骨部分にかかっています。また，看護師がベッド上の患者を介助するために上体を曲げると，腰部には体重の何倍かの力がかかります。この力で必ずしも腰痛になるとは限りませんが，前傾姿勢は極めて危険であることは間違いありません。前傾姿勢をとるとなぜ腰痛が起こる可能性があるのかは，後述する力のモーメントを理解することによって明らかになります。

## (6) 物体の重力と垂直抗力

これまでの説明で，地球上にある物体には重力が作用するために，空中にとどまることはできず，必ず下方へ落ちていくことを説明しました。ところが，物体を床や机の上に置くと，そこには下方に重力，上方に垂直抗力が働きます。図3.25 は，この重力と垂直抗力の関係を示します。垂直抗力は重力と同じ大きさで

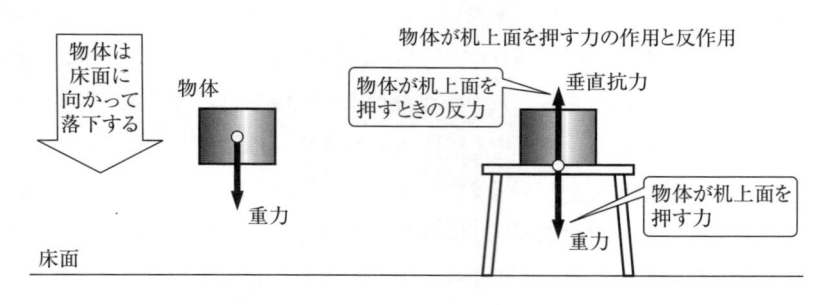

**図 3.25** 物体の重力と垂直抗力

すが，作用する方向が重力とは反対の上向きです。これは，作用・反作用の法則が示す通りです。この垂直抗力は後述する摩擦に関係し，摩擦力は垂直抗力に比例して大きくなります。

### (7) 摩擦とは何か

図 3.26 はアイススケートをしている様子です。アイススケートやスキーでよく滑るのは，スケート靴のエッジと氷，スキー板と雪との間に**摩擦**が少ないからです。一方，列車，自動車，自転車などの乗り物は，車軸に付けたブレーキ装置に適度な力を加えブレーキをかけて止めます。この場合は，摩擦を上手にブレーキのために利用しています。

摩擦がなかったらどうなるかを考えてみましょう。まず，列車，自動車などの乗り物は車輪が滑って走れません。走ったとしてもブレーキに摩擦が利用できないので，今度は止まることができません。人の靴と地面に摩擦がないので，滑って歩けません。鉛筆で字を紙に書こうとしても滑って書けません。書いた字を消しゴムで消すこともできません。家を建てるために釘を打っても抜けてしまうし，締め付けるボルト類は緩んでしまい，この世の中は成り立ちません。看護においても，枕やシーツに適度な摩擦があるので患者は安心して寝ていられるのです。

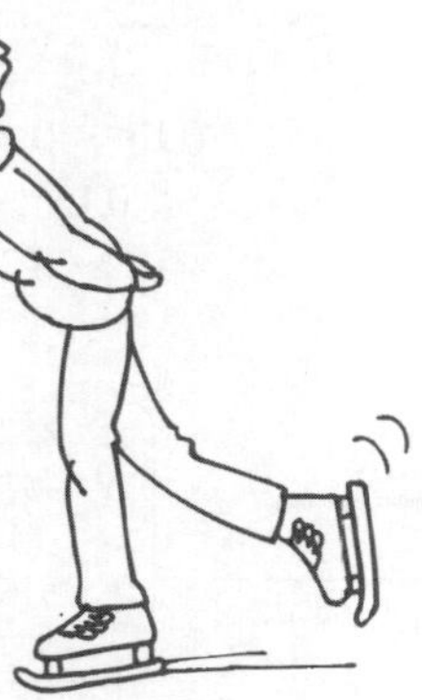

図 3.26 摩擦が小さいのでアイススケートができる

## (8) 摩擦力とは

**摩擦力**とは，物体が他の物体に接触していて，接触しながら動こうとするとき，または動いているとき，接触面に沿って働くその運動を妨げようとする力のことをいいます。図 3.27 は，机上に置かれた物体の摩擦力を説明する図です。今，この物体を右方向に力 $F$ で引くことを考えます。この物体に作用している力は，右方向に引張り力，物体下方には重力，上方には垂直抗力，物体の左方向には摩擦力がかかります。摩擦力は，引っ張らなければゼロですし，物体の質量がゼロならその場合もゼロです。物体と机との間に摩擦力が作用するのは，物体および机表面に凹凸があるからです。材質によっていろいろ異なる**摩擦係数**が求められています。この摩擦係数は，氷のように"つるつる"なら限りなくゼロです。一方，ヤスリのように"ざらざら"なら 1.0 に近い値です。摩擦は，二つの物体が接触するときに生じますので，その両者の材質や表面状態によって値は異なります。

図 3.27 の場合，物体を引く力 $F$ は物体の重力に等しい垂直効力に比例することがわかっています。それを式で示すと以下の通りです。

$$F = \mu N \tag{2}$$

ここで，$F$ は摩擦力，$\mu$ は摩擦係数，$N$ は垂直抗力です。摩擦係数 $\mu$ は，例えば木材と木材，絹と絹というように二つの物体が接触したときの値として表されます。そのいくつかの例を以下に示しておきます。

| | | |
|---|---|---|
| 木材-木材 | : | 0.25 〜 0.5 |
| 木綿-木綿 | : | 0.6 |
| ナイロン-ナイロン | : | 0.15 〜 0.25 |
| ナイロン-鉄 | : | 0.15 |
| 絹-絹 | : | 0.2 〜 0.3 |

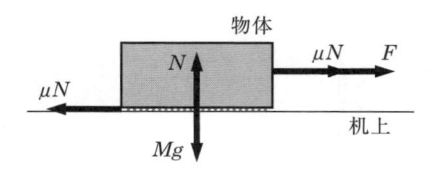

図 3.27 物体に作用する摩擦力 $\mu N$

## (9) 看護における摩擦力

看護において摩擦力を考慮しなければならないのは，患者をベッド上で移動するようなときでしょう．図 3.28 は，座位にある患者を後方に移動させるときの力の配分を示します．患者の体重は $Mg$ で表しています．$M$ は質量，$g$ は重力加速度です．具体的には患者上体の質量（体重と同じ）を 30〔kg〕とするなら，上体の重力 $Mg$ は 30〔kgf〕となります．患者のパジャマとシーツを「木綿」であると仮定するなら，摩擦係数 $\mu$ は前述のように 0.6 ですから，後方に引く摩擦力は "30 × 0.6" で 18〔kgf〕の力で引けばよいということが分かります．しかし，看護師は後方にまわり，少しは上向きへも力を加えるでしょう．その力を仮に 10〔kgf〕とするなら，垂直抗力は 20〔kgf〕となるので，その 0.6 倍の約 12〔kgf〕が摩擦力です．

最大摩擦力が負荷となって介助者の腰痛を引き起こし，患者の褥瘡の原因となることもあります．摩擦力は患者を車椅子からずり落ちないようにしている力でもあり，その一方で褥瘡の原因にもなっている力です．看護や介護で摩擦力をうまく使いこなすと，負担を減らすことができます．

ベッド上で患者を横方向に移動しようとする場合，介助者の手を患者の身体の下に入れて接触面積を減らしたり，すべりマットを用いて摩擦係数を減らしたりすると，褥瘡を予防できます．

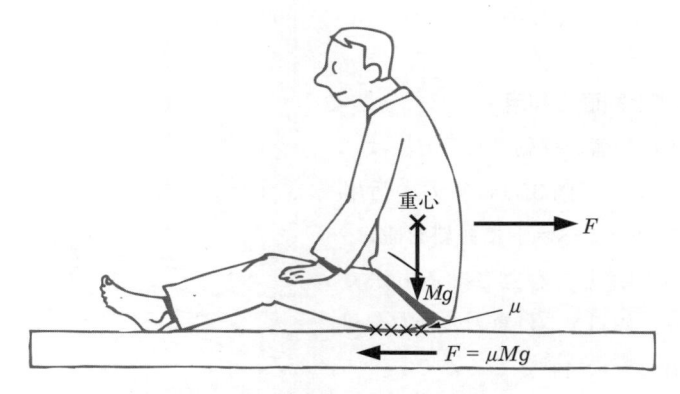

**図 3.28** ベッド上の患者移動時の摩擦力

## (10) 摩擦力のエビデンス

　図 3.29 は，ベッド上の患者を枕元へ 30〔cm〕ずり上げる実験の実験装置と結果です。図 (a) に示した実験装置は，バスタオルの端に引張り力変換器を取り付け，握り部を介して引きます。バスタオル上に患者が寝ていますので，このバスタオルを引っ張り横臥している患者を移動します。バスタオルの下にナイロン，イージースライドを挟んで引いた実験結果が図 (b) です。この結果より明らかなように，イージースライドを使用すると，バスタオルだけの場合の約半分の力で患者を移動できます。

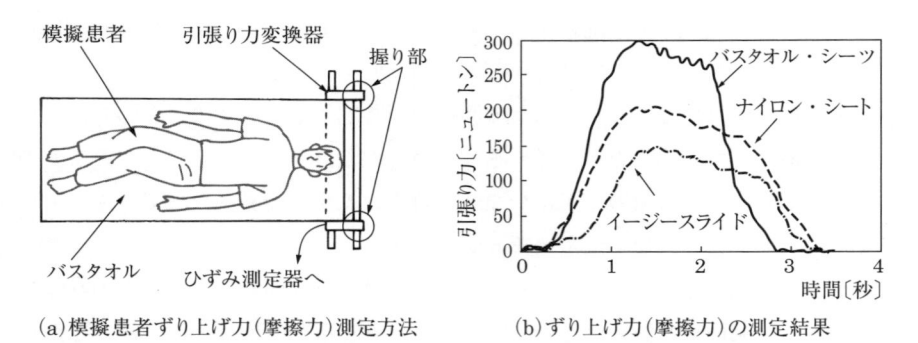

(a) 模擬患者ずり上げ力(摩擦力)測定方法　　(b) ずり上げ力(摩擦力)の測定結果

**図 3.29**　臥床者ずり上げ時の摩擦力のエビデンス


## (11) 摩擦と斜面の利用

　ベッド上の患者を移動させる方法はいくつかあります。図 3.30 は重力の活用例です。ギャッチベッドに傾斜を設け，その傾斜を利用して移動させる方法です。つまり，傾斜をつけ重力の分力を利用し，患者を楽に移動させるのです。

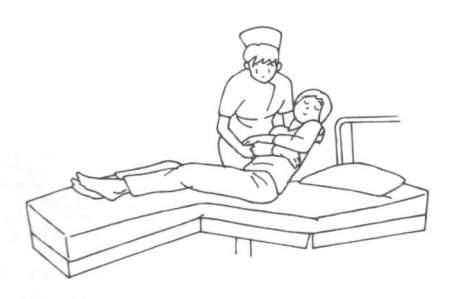

**図 3.30**　斜面を活用した患者の移動介助

## 3.4 動き出したら止まらない慣性について

止まっている物は，いつまでも止まり続けるという性質があります。また，動いている物は，それに止める力が働かない限り動き続けるという性質があります。これは**ニュートンの慣性の法則**といわれるものです。現実には動いている物を見ていると，誰かが止めなくてもいずれは止まります。例えばそれが電車なら，車輪と線路の摩擦，車軸と軸受の摩擦，または車体への空気抵抗など，抵抗（摩擦）があるからです。止まっている物を動かすためには力が必要です。その力は，物の質量に比例し，かつ，加速度にも比例して大きくなります。これは，重い物には大きな力が必要で，速く動かそうとするならこれにも大きな力が必要となるということです。

### (1) 慣性とは

力学を学習すると，**慣性**というわかりにくい概念が出てきます。この慣性について説明しましょう。図 3.31 は電車の中で，ある 1 人の乗客が吊革につかまらずに立っている様子を示します。今，電車が右方向へ急発進した場合を考えます。私たちもよく経験することですが，急発進した場合，車両の後方へ身体を持っていかれます。このようになるのは，足部が履物を介して電車床面に接触していて，そこには摩擦があるからです。そのために，電車が発進すると床面に接した靴，脚は電車と一緒に動こうとします。ところが重い上体部分は止まっていた位置に留まろうとします。つまり，下体は電車とともに動き，上体は空間に留まろうとするので，相対的に図 (b) のように後方に倒れてしまうのです。

もしも，電車床面と靴との間に摩擦がないとするなら，図 (c) に示すようにこの乗客は動かないで，電車だけが右方へ進んでいきます。つまり，乗客はもともと立っていた位置に留まろうとするのです。これと同様な現象は，第 1 章の《実験 10》「10 円玉が居残る実験で慣性の効果を知る」で確認しました。この乗客が倒れるのは，靴を通して外力が働いたから，足部が右方向へ持っていかれて倒れるのです。

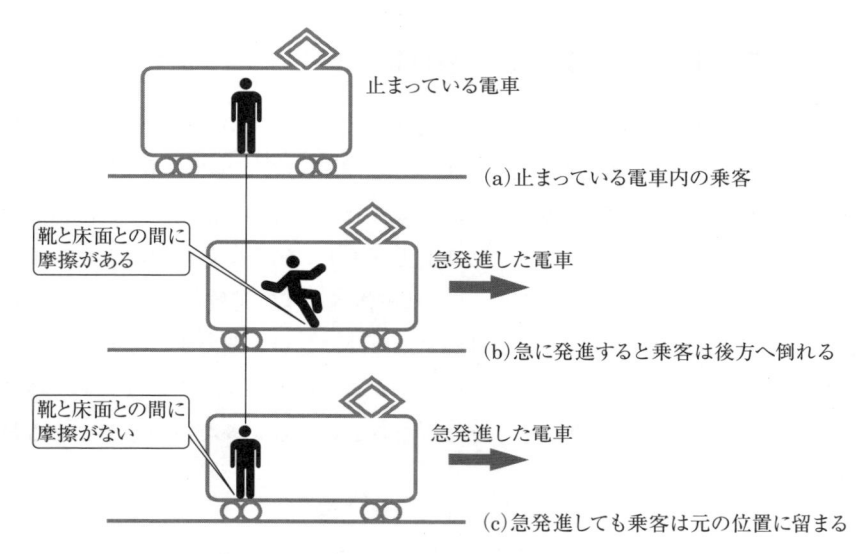

**図 3.31** 急発進と乗客の振る舞い（慣性の性質）

(a) 止まっている電車内の乗客
靴と床面との間に摩擦がある
(b) 急に発進すると乗客は後方へ倒れる
靴と床面との間に摩擦がない
(c) 急発進しても乗客は元の位置に留まる

　もうひとつ慣性の例をあげます。図3.32は"だるま落とし"という木の玩具です。これは，図のように積み上げられた円筒状の積木の一つを強く叩くと，叩いた積木だけが勢いよく飛び出し，残る積木はそのまま"すとん"と下方にまとまった姿で落ちるという玩具です。つまり，叩かれた積木は勢いよく飛び出し，残された積木には摩擦により直ぐ上の積

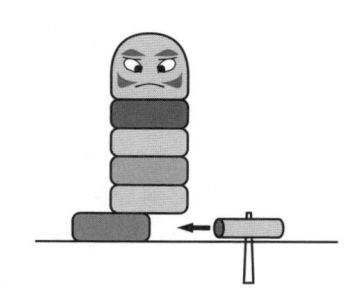

**図 3.32** だるま落としと慣性

木に力が及びますが，それも一瞬ですので叩かれた積木以外はそのままの姿で止まっています。1個の積木が抜けたあとに全体が落ちてくるのは重力があるからです。この現象は，力を受けていない積木は，いつまでもそのまま動かない状態を保つという慣性の法則に従っているからです。
　慣性は，前述の「電車に乗っているときに体験する身体の動き」，「走っている

自転車は倒れない」，氷の上で重い物を動かす時に感じる「動かし難いが動きだすと止めにくい」という事実などで実感できます。

### (2) 人間の動きと慣性の関係について

　置いてある物体が動くという場合は，必ず外部から力が加えられています。自動車や電車のような乗り物は，自動車ならエンジン，電車ならモータがそれら乗り物の内部に搭載されています。このエンジンやモータが動力源となって自動車，電車は動きます。人間は筋肉という動力源を持っていますので，これを使って動くことができます。

　図 3.33 は，お辞儀をしたときに床にどのような力がかかるかを知るために，床反力計という床にかかる力を測る一種の電子体重計の上に乗って，お辞儀をしたときの床反力の変化を示します。図 (b) では床反力が「ゼロ」から変動していますが，これは被験者が床反力計に乗ったときにバランス（平衡）をとったからです。波形が最初に下方に下がる様子について考えてみましょう。これを見ると約 20〔kgf〕の力が減少しています。これは，お辞儀して上体を下げている最中の荷重減少です。つまり，常に床面には重力（体重）がかかっていますので，上体を下げるということを上体部分（約体重の 1/2）が落下すると見るのです。そうすると，この部分の重力分は足底から見ると，軽くなったような働きをします。つまり，曲線の最初のマイナス方向の谷のように，床反力は減少するのです。

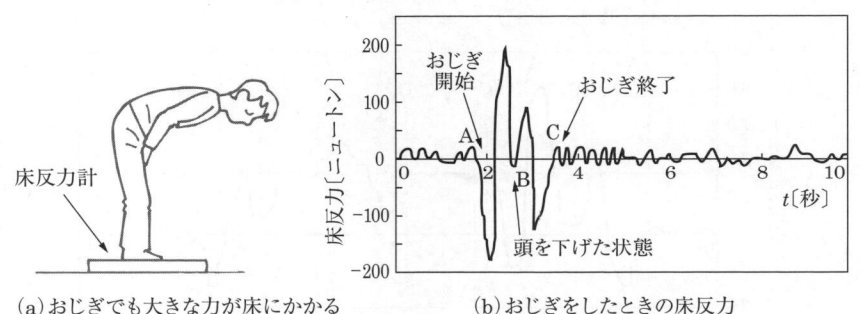

(a) おじぎでも大きな力が床にかかる　　　(b) おじぎをしたときの床反力

**図 3.33**　おじぎをしただけで 200〔N〕(20〔kgf〕) の床反力エビデンス

3.4　動き出したら止まらない慣性について

ところが，お辞儀をし終わって上体を止めるときには，今度はブレーキがかかります。このとき，落ちてきた物体を支えるような力をかけなければ，お辞儀動作で下がってきた上体を止めることができません。その止める力が図の曲線のプラス方向の山となって現れています。このように，お辞儀の最初には床反力が下がりますが，お辞儀が終了する直前からブレーキがかかって，今度は下がってくる上体を止める働きをする力が上向きのプラス方向に作用します。

このように単なるお辞儀ですが，上体を下げるだけで，そのお辞儀が終了するまでの間，床反力にマイナス－プラスの変動があります。次いで，上体を元の位置に戻そうと上体を持ち上げると，これまでの説明とは逆の床反力の変化が現れます。

図3.34は，床に置いてある15〔kgf〕のバケツを持ち上げる動作時の床反力を示します。身体を前屈する際に一度15〔kgf〕ほど床反力は減少しますが，バケツを持ち上げると床反力は一瞬40〔kgf〕と増加（B-C間）します。そして，バケツを持ち上げた時点で静止すると15〔kgf〕の床反力（C-D間）となります。このように15〔kgf〕のバケツを持ち上げるとそれだけの重量ではなく，慣性の影響があるので15〔kgf〕では済まなくて，40〔kgf〕の最大力が必要となるの

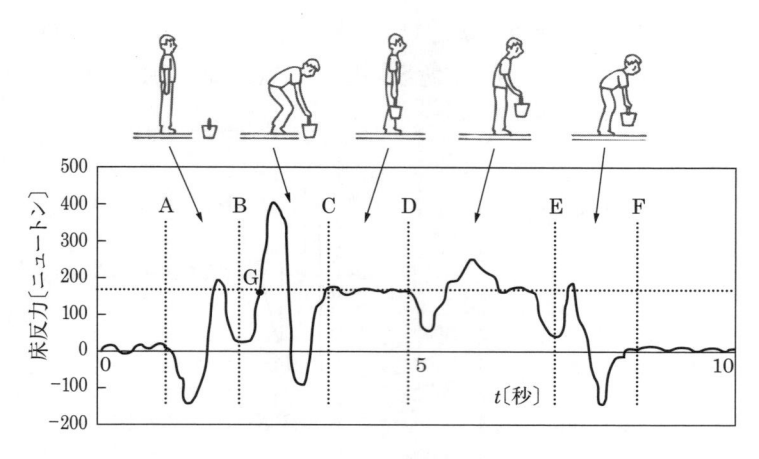

**図3.34** 床からバケツを持ち上げるときの床反力エビデンス

です。つまり，止まっている物は止まり続けるという慣性の法則があるので，その止まっている物を動かすために25〔kgf〕の余計な力が必要になるのです。

図3.35は，60〔cm〕の高さより飛び降りた場合の床反力を示します。この実験結果は，膝を曲げない場合と曲げた場足，さらに曲げる場合でも何回か飛び降りを経験し熟練した人の床反力を，体重で割った比率（%）で示しています。膝を曲げないで飛び降りると，何と体重の5倍もの大きな床反力になります。したがって，ちょっとした段差でもそこから降りる場合は，膝を曲げることが衝撃緩和に有効であることがわかります。

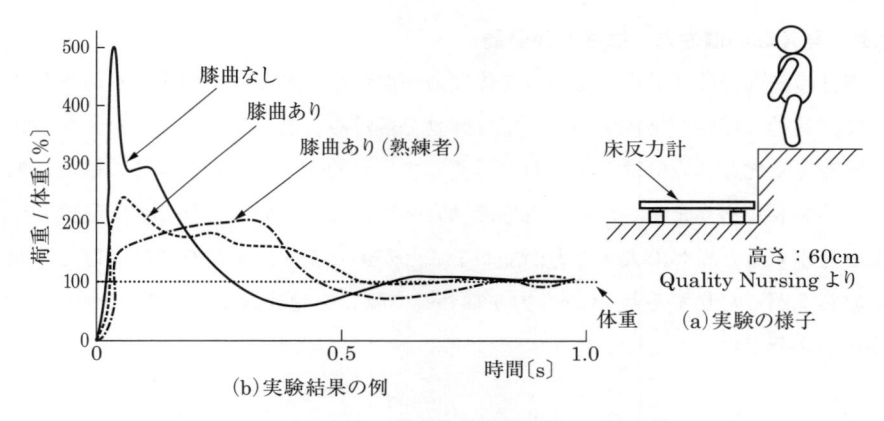

**図3.35** 高さ60cmから飛び降り時の床反力エビデンス

図3.36は，ラジオ体操の第二で行われる，前腕を上げながら腰を沈める運動を行ったときの床反力です。この場合も見た目ではそれほど大きな力が作用しているとは思えないのですが，測定してみると自身の体重に近い力が床にかかっていることが分かります。このように見てきますと，毎日お世話になっている履物にいかに大きな力がかかるのかがわかります。そのため，良い履物で歩くことは大切であるということが理解できます。

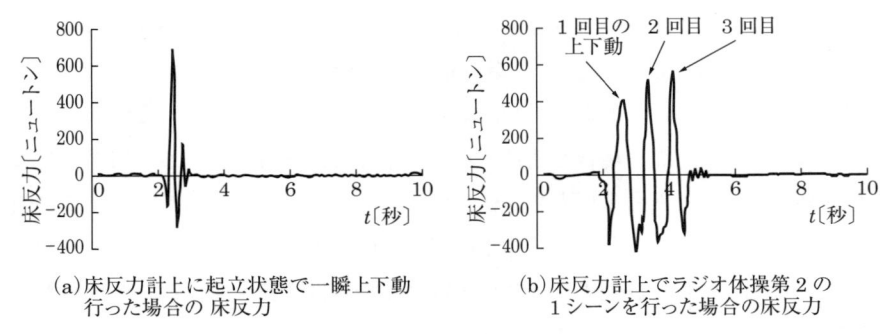

(a) 床反力計上に起立状態で一瞬上下動行った場合の床反力

(b) 床反力計上でラジオ体操第2の1シーンを行った場合の床反力

図3.36 ラジオ体操時の反力エビデンス

## (3) 見えない慣性力には注意が必要

慣性の法則とは「静止している物体に力が働かないときはいつまでも静止していて，運動していた物体はいつまでも運動を続ける」というものでした。重い物の動きを変化させるには大きな力が必要です。介助をする場合も，この慣性に配慮する必要があります。たとえ自分では力を加えていないつもりでも，慣性の法則を無視すると思わぬ大きな力が加わることがあります。身体を急に曲げたり急に立ち上がったりすると，大きな力が加わって障害を受けることがありますので，注意が必要です。

## 3.5 重力があるから腰痛が起こる

押したり引いたりする場合に人は必ず力を出します。しかし，こうした力以外にも物が存在するだけで作用する力があります。それが**重力**といわれる力です。この重力は物体が地球の中心に向って引き付けられる力です。この重力のお陰で，平面や床に置かれた物体は倒れないし，人間は立っていられるのです。

しかし，それには条件があります。人間でも物でも質量があり，それには**質量中心**があります。そこを支えれば，人なり物体は倒れません。このように物を支えても倒れない，あるいは平衡がとれる点を**重心**とよびます。

この重心というのは，物体の重力による合力が働く点のことで，質量中心ともいいます。この重心を一点で支えれば，その物体は釣り合って保持できます。そのため，重心は極めて重要です。人間の場合，立っているときの重心は，骨盤内（おへその少し下）にあるといわれています。この重心を通り，地面に垂直に引いた仮想の直線を**重心線**といいます。

このように物体を支える，あるいは持ち上げるという場合，重心を支えればその点で支えられるし，持ち上げられます。しかし，普通には重心を支えることは不可能ですから，何点かで支えることになります。カメラの三脚のように，平面に最低3点で接する物体は倒れません。三脚の足は地面に接していますが，その3つの足を結んでできる三角形の大きさが大きいほど三脚の上に乗せた物体は倒れにくいことはよく経験することです。三脚を地面に広げた場合，その広がりが広いほど物体を支える能力が高い，つまり安定して物体を支えられます。このように物体を支える場合，脚部の構成面内にその重心線が収まっていて，その構成面が広いほど倒れにくいのです。この脚部構成面は**支持基底面**といいますが，これについては後述します。

図3.37は人間の重心位置を示します。床面から重心までの距離は低いほど安定して立っていられますので，相撲，柔道，レスリングのようなスポーツでは腰を落とし，重心を低くし，対戦しています。図(b)は床平面に投影した重心位置です。図中に斜線を引いた部分は支持基底面です。人間の重心はわずかですが，

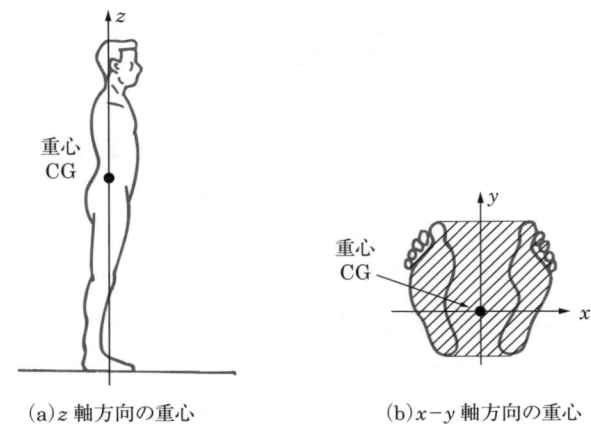

(a) z軸方向の重心　　　(b) x-y軸方向の重心

**図 3.37**　人間の重心はどこにある

前後左右に揺れ動いています．お辞儀をすれば，その重心は足のつま先方向へ移動していきます．

## (1) 重心を考える

前述したように，重心とは有限の大きさを持つ物体の各部に働く力を合成して一つの力に置き換えたとき，その力が集まって作用する点のことです．この一点を支えると物体はつり合います．図3.38は，30〔cm〕の物差しの重心位置を容易に求められることを示す図です．図のように両手で物差しを指で支え，両方の指を中心に向けて接近させてみてください．そうすると，両方の指が接触します

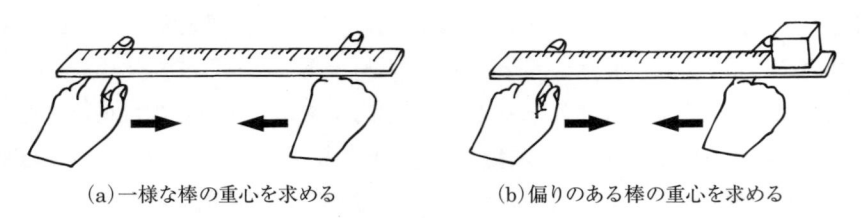

(a) 一様な棒の重心を求める　　　(b) 偏りのある棒の重心を求める

**図 3.38**　スケールの重心の求め方

が，その接するところが重心です。図 (b) のように片端に消しゴムを乗せて，同じような実験を試みてください。そうすると今度は重心位置が消しゴムが置かれた方に偏ることがわかります。このようにして，物差しや棒状の物体の重心位置を求めることができます。

### (2) 重心を応用した秤

図 3.39 は，棒状の秤に未知物体のリンゴ $W_2$（物体 2）を吊り下げ，棒に下げた既知の重り $W_1$（物体 1）を移動させて平衡させ，未知物体の重量を知る棒秤を示します。物体 2 を吊るす位置は固定されています。物体 1 を移動させる所にはあらかじめ重量目盛が書かれてあります。そのため，物体 1 を移動させ，物体 2 と平衡させたときの目盛を読み取ると，それが未知物体（物体 2）の重量ということが直ぐにわかります。目盛がなくても，重さ $W_1$，長さ $a$，長さ $b$ がわかっていると，後述する力のモーメントの釣り合いより，未知物体の重量 $W_2$ は，「$a \times W_1 / b$」という式から求まります。

今日のような電子式秤が普及する以前は，このような重心を利用した秤がさかんに用いられていました。

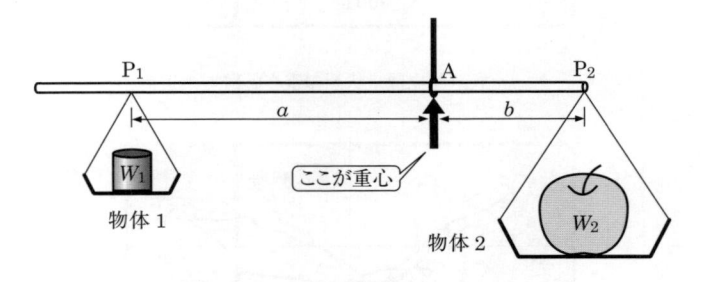

図 3.39 棒秤は重心を支えている

3.5 重力があるから腰痛が起こる

### (3) 人の重心は常に動く

人間の起立時の上下方向重心はおへその下あたり，その重心線が床面と交差する，いわゆる床面に投影した重心は図 3.37 に示したように中央よりやや踵側に位置しています．しかし，この重心は銅像のように全く動かないなら一点に留まっていますが，人間は立位にあっても常に前後左右にわずかに揺れ動きますので，それが**重心動揺**となって現れます．図 3.40(a) は起立時の重心軌跡，図 (b) は床に置いた物体を右から左へ移動し，さらにそれを戻した場合の重心軌跡です．ここで，左右の足が人型ではなく矩形状に描いてありますが，これは実験のために作成した履物型の床反力計の上に被験者が乗って実験をしたので，その履物型の床反力計の形になっています．図 (b) のように床面に投影した重心は常に動いています．静止した起立時の上下方向重心はおへそ近くで動きませんが，歩きは

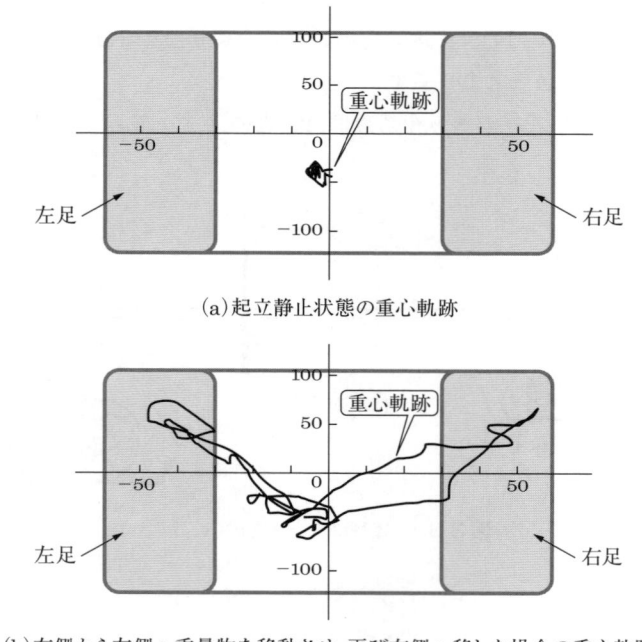

(a) 起立静止状態の重心軌跡

(b) 右側から左側へ重量物を移動させ，再び右側へ移した場合の重心軌跡

**図 3.40** 静止時と重量物運搬時の重心移動エビデンス

第 3 章 ボディメカニクスを理解するためのやさしい力学

じめるとそれは上下に変化します。

　図 (b) に示したように床面投影重心の動きから，ある程度どのような動作が行われたかの予想がつきます。例えば，お辞儀をしたような場合なら，図 (a) に示した重心は，中央より前方に移動します。また，水が入ったバケツを片手で持つなら，持った方向へ重心は移動します。このように変動する重心ですが，その重心は決して図 3.37 や図 3.40 に示した両足周辺を囲む面積からははみ出さないのです。この両足の周辺を結んだときに構成する面が支持基底面です。これは人間や物が転倒するかどうかという安全性を論ずる場合に重要となります。

### (4)　重い物を持つと重心は移動する

　図 3.40 に，人が重い物を左右に動かすと，重心はそれにつれて移動するという実験結果を示しました。図 3.41 は，片手に水が入ったバケツを持っている様子を示します。図 (a) のように，水が沢山入ったバケツを持ったりバケツを持つ位置を身体から遠ざけると，重心は足底の端の方に移動し，倒れかかります。ところがバケツが軽かったりバケツを身体にできる限り近づけると，身体はやや傾くけれど重心は足底中心の付近に留まるので安定して立っていられます。このように，重心は目には直接見えないですが，床面に投影した重心位置の動きがわかるようにしておけば，重い物を持ったときにその人が安定しているかどうかがわ

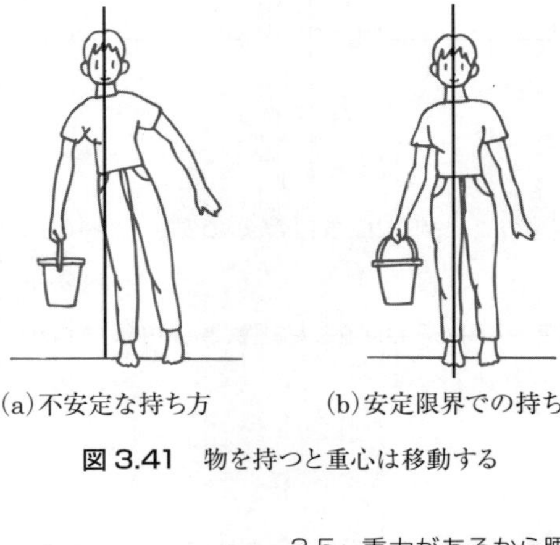

　　　(a) 不安定な持ち方　　　(b) 安定限界での持ち方

**図 3.41**　物を持つと重心は移動する

かります。後述するように、重心が支持基底面内にあると、人や物は倒れず安定した状態であることがわかります。

## (5) 上下左右に動く重心と安定性

図3.42は、運動選手の**重心**（CG：Center of Gravity）が上下左右に動く様子を示します。図(a)は起立状態の重心位置、図(b)は腰を下げた場合、図(c)は片方へ上体を移動させた場合の重心です。このように、人間の重心は物を持たずに姿勢を変えるだけで、上下左右に常に動いています。患者を抱き起こす、持ち上げるような場合は当然、看護師の重心は前後左右はもちろんのこと、上下にも動きます。重心は質量の中心であることは前述しました。重い人、つまり質量が大きい人の重心が動くということは、それだけエネルギーを消費するということになります。また、重心位置は人や物の転倒にも関係します。よく重心が低いと安定しているといわれます。次に、その理由を考えてみましょう。

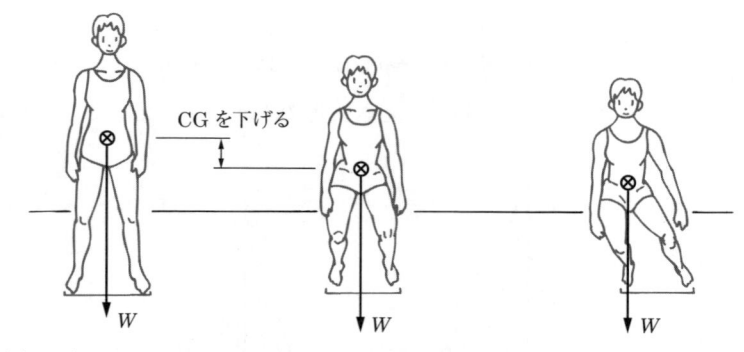

(a) CG（重心）が高いのでやや不安定
(b) CGを下げたので安定
(c) CGは低いが重心線が基底面の端にあるので安定限界

**図3.42** 人間の重心位置と安定性（重心が低いと倒れにくい）

## (6) 重心が低いと倒れにくい理由

図 3.43 は，重心が高い角柱と低い角柱を示します。今，両者を右に傾けていくとどうなるかを見てみましょう。角柱を傾けていくと，やがて重心は角柱が床に接している点の真上にきます。この位置よりさらに傾けていくと，角柱は右方向へ自然に倒れてしまいます。重心が高い角柱の重心線が，角柱の端に一致するときの傾きの角度を $\alpha$ とします。

一方，重心が低い右の図の角柱は，かなり傾けた角度 $\beta$ まで倒れません。重心が高い左の角柱の傾き $\alpha$ の角度と比較すると明らかなように，重心が低い右の角柱はより大きく傾けても倒れません。これより，重心が低いということは倒れにくいことがわかります。つまり，重心が低い角柱は"安定性がある"といえます。

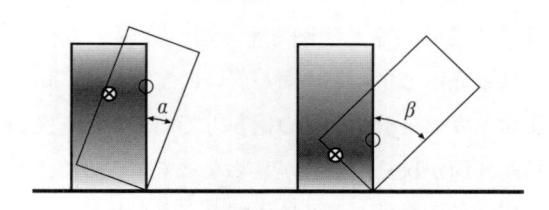

**図 3.43** 重心が低いと倒れにくい理由

## 3.6 重心を支持基底面内に収めて転倒を防止する

物や人が倒れるということは，物や人の重心位置に関係します。例えば，ある物体が地面に置かれているとします。その物体の重心が地面に限りなく近い所にあれば，その物体は極めて倒れにくいでしょう。物体が地面と接している部分は**支持基底面**といい，それが広いほど倒れにくいのです。ここでは，人が倒れる場合，その限界を論ずるのに重要な重心位置，支持基底面について説明します。

### (1) 支持基底面について

支持基底面とは何でしょうか。また，支持基底面を広くとり，重心位置を低くすると倒れにくいのはなぜでしょうか。図 3.44 はカセットテープが，置き方によっては倒れやすくなることを示す図です。図の ■ の部分，つまり机上に接している部分は支持基底面です。この面が広いほど倒れにくいことは，この図より容易にわかります。カセットテープの置き方で図 (c) は，図 (b) や図 (a) の置き方に比べて支持基底面が狭く，重心が高くなっているので，明らかに倒れやすくなっています。床に置いた机や椅子は 4 脚で支えられています。その 4 脚の周辺を結んで構成される面も支持基底面であり，机よりベッドの方が支持基底面が広く倒れにくくなっています。小学校の机や椅子は倒れやすいけれど，事務机やベッドが倒れにくいのは支持基底面が広く，重心位置が低いからです。

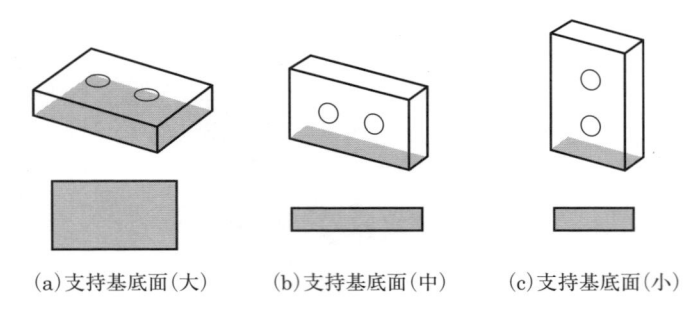

(a) 支持基底面(大)　　(b) 支持基底面(中)　　(c) 支持基底面(小)

**図 3.44**　カセットテープの置き方で変わる支持基底面

## (2) 人間の支持基底面とは

　机上，あるいは床面に置かれたあらゆる物体に支持基底面があることは前述しました。物体の支持基底面は，図 3.44 に示したように物体の置き方を変えれば変わります。しかし置物のように置き方を変えられない物の支持基底面は変わりません。ところが，人間の場合は，足を動かせば支持基底面を変えることができます。

　図 3.45 は，人の姿勢と支持基底面の関係を示す図です。図よりわかるように，起立時に比べ両手を使い四つん這いになれば，支持基底面は広がり倒れにくくなります。さらに両手を広げて寝れば，支持基底面が一層広がることを図 (d) は示しています。また，杖を使うと図 (b) に示したように足位置を変えなくても，杖をつくだけで支持基底面は広がります。図 3.46 は，両手に松葉杖を持って歩く様子を示します。この図から 1 本の杖をついた図 3.45(b) に比べ，より一層支持基底面は広がることがわかります。

　このように支持基底面を広げることができれば，人間は倒れにくくなり，姿勢の安定が図れるようになります。

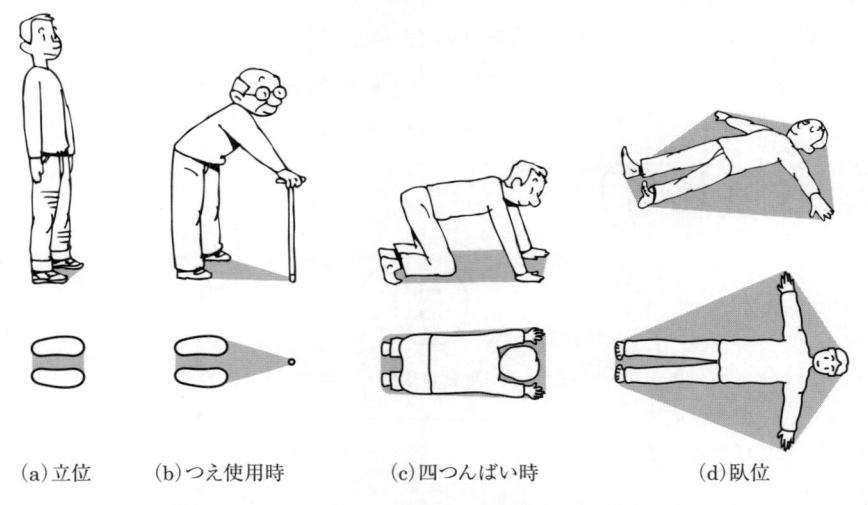

(a) 立位　　(b) つえ使用時　　(c) 四つんばい時　　(d) 臥位

**図 3.45**　転倒しにくくするために支持基底面を広げるには

3.6　重心を支持基底面内に収めて転倒を防止する

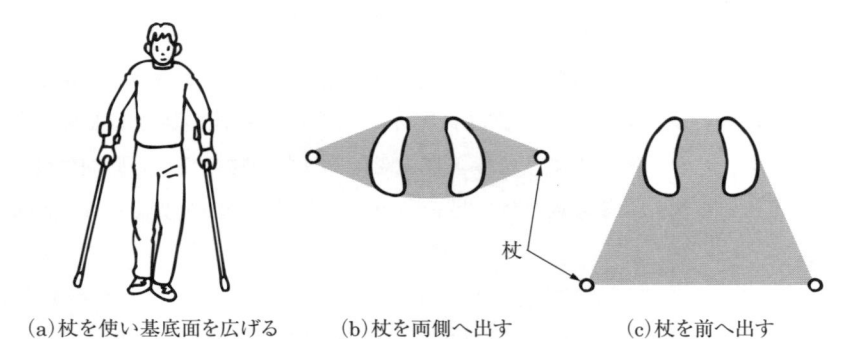

(a) 杖を使い基底面を広げる　　(b) 杖を両側へ出す　　(c) 杖を前へ出す

**図 3.46**　杖を使うと支持基底面は広がる

## (3) 重心を支持基底面内に収めて転倒を防止する

図 3.47 は普通に立つ足位置を基準にし，両足を前後左右に移した場合の支持基底面を示します。両足を左右，あるいは斜めに広げると支持基底面は広がります。前後に広げると前後方向には安定ですが，左右方向には不安定です。さらに片足立ちをすると，当然のことながら支持基底面は極端に狭くなり，前後左右方向の安定は極端に悪くなります。看護・介護でとる姿勢で，足を斜めに広げることが多いのは，全方向に身体が安定するからです。

私たちが電車に乗り，手すりにつかまらずに本を立ち読みするような場合，無

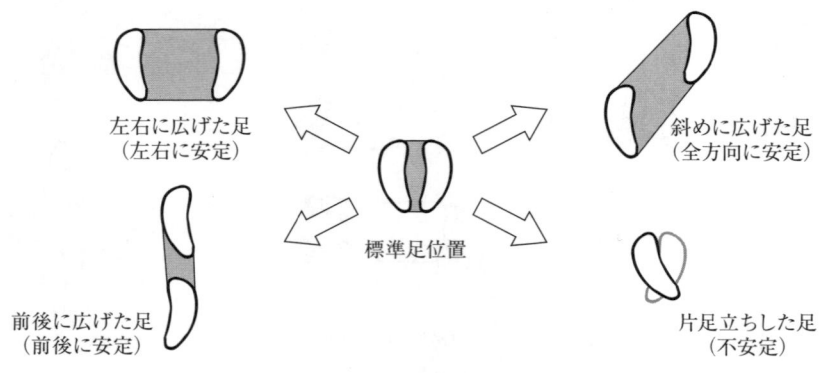

左右に広げた足（左右に安定）　　斜めに広げた足（全方向に安定）

標準足位置

前後に広げた足（前後に安定）　　片足立ちした足（不安定）

**図 3.47**　足を広げて支持基底面を広げる

第 3 章　ボディメカニクスを理解するためのやさしい力学

意識のうちに両足を斜め45度にして立ちます。これは，これまでの説明でわかるように前後左右に倒れにくくするためです。次に，倒れにくい（安定）・倒れやすい（不安定）とは，どのようなことなのかを考えてみましょう。

### (4) 杖を使用すると支持基底面は拡大する

図3.47では，人間が足位置を変えると支持基底面が変わることを示しました。杖という歩行具を使用したとき，支持基底面がどのように変わるのか見てみましょう。図3.48は，1本の杖，あるいは両手に松葉杖を持ったときの支持基底面を示しています。このように支持基底面というのは，杖を持つとかなり広がり，姿勢の安定が図れます。つまり転倒しにくくなります。足腰が弱くなったお年寄りが転倒防止のために杖を使う効果が，これで理解できます。

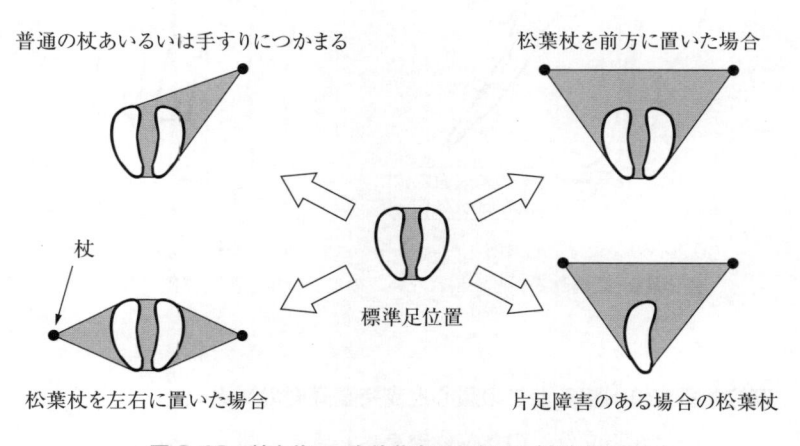

**図3.48** 杖を使って支持基底面を広げる（安定化を図る）

3.6 重心を支持基底面内に収めて転倒を防止する

## (5) 転倒と支持基底面の関係

　重心を通る重心線が支持基底面内に収まっていれば倒れません。したがって，支持基底面が広ければ，重心線がその中から外へは出にくいため，安定しているといえます。図3.49は前傾姿勢を示します。前傾姿勢をとっても倒れないのは，図(a)に示すように前傾すると臀部が自動的に後退し，重心線が支持基底面内に収まっているからです。ところが，図(b)のように荷物を持つ場合，重心線は支持基底面からはみ出します。そのため，荷物ごと前方に転倒しそうになるのです。

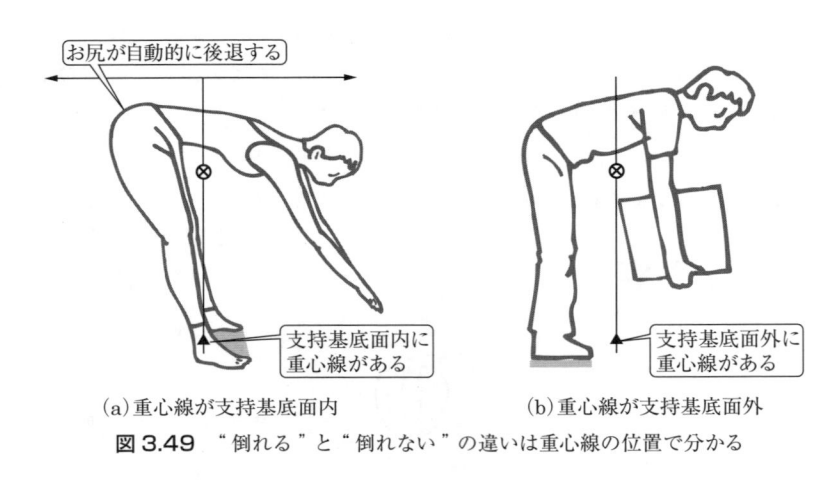

(a) 重心線が支持基底面内　　　　(b) 重心線が支持基底面外

**図3.49**　"倒れる"と"倒れない"の違いは重心線の位置で分かる

## (6) 座位から立位へ移るときの重心と支持基底面の関係

　図3.50は，座位から立位への体位変換を示します。図(c)の座位にあるときは，重心線は両足の支持基底面から約40〜50〔cm〕も離れていて，この状態のままでの起立は不可能です。そこで，図(b)のように座位姿勢から上体を前傾させ，重心を前方へ移していきます。つまり，重心線を両足の支持基底面内に収めるようにするのです。そうして，重心線が支持基底面内に入るや否や，起立状態へ向けて動作を開始します。このように，支持基底面内に重心線を収めてから立ち上がりを開始すると，容易に図(a)のように立つことができます。

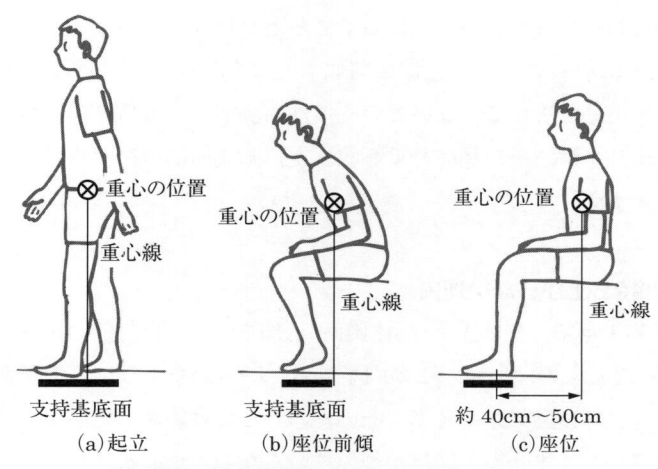

**図 3.50** 重心を活用して座位から立位へ移る

(a) 起立　　(b) 座位前傾　　(c) 座位

## (7) 慣性を使って立つ

　座位の人が立ち上がる場合，ゆっくりなら図3.50に示したように，上体を徐々に前傾させると，両足の支持基底面内に重心線が入るので，容易に立つことができます。ところが，上体を前傾させても重心線が支持基底面内に収まらないほど

重心線が支持基底面外にある場合に無理して起立するにはどうするか

**図 3.51** 慣性を利用して立ち上がる

3.6 重心を支持基底面内に収めて転倒を防止する

両足が前方にあったら，どのようにして立ち上がればよいのでしょうか．この場合は，図3.51に示すように，上体を前傾するときに勢いをつけるのです．そうすると，動き出したら止まらないという慣性の法則で，上体が前に移動しようとする傾向が現れます．その勢いで重心線を支持基底面の中に収めれば，立ち上がることができます．

### (8) 片足が持ち上がらない理由

図3.52は第1章で，壁に片手・胴体側面・足部をつけ，反対側の足を上げる《実験3》を行ったときの図です．この図を見ると明らかなように，壁があるため上体は壁の方向には移動できません．そのため，この被験者の重心線も図の位置より壁側には移動できません．両足がついているなら，重心線は両足で構成する支持基底面内に収まっているので立っていられます．ところが片足を上げたとたん，支持基底面は床についている片足の狭い支持基底面に移ります．そうすると，重心線が支持基底面からはみ出すので，立っていることができなくなって転倒します．

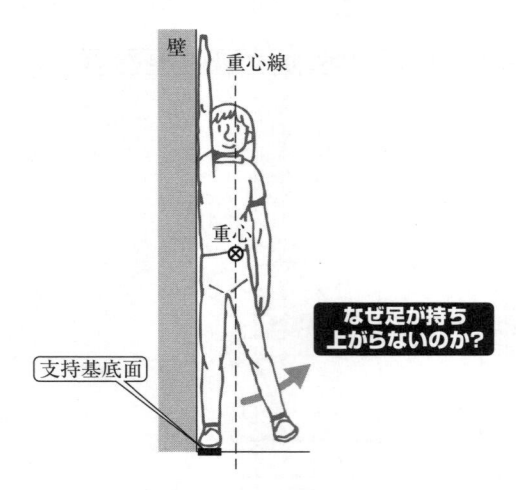

**図3.52** 片足・手を壁につけ反対の足を持ち上げられるか？

### (9) 人が物につかまると支持基底面は広がる

図 3.53 は，人・椅子・ベッド，それぞれの支持基底面を示します。支持基底面は人間だけのものではなく，図示したようにすべての物に支持基底面があります。そして，それらの物にも重心がありますので，それが支持基底面内に収まっている限り転倒しません。

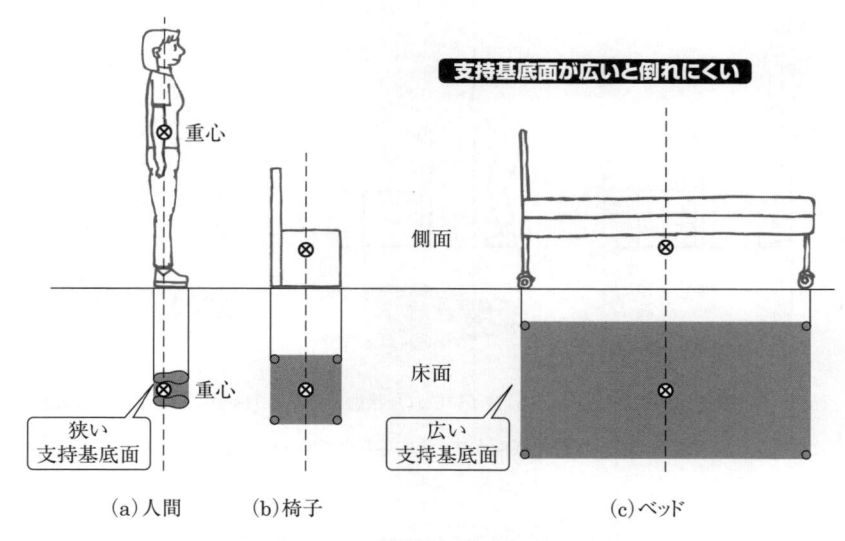

**図 3.53** 人と物の重心位置と支持基底面

図 3.54 は，起立状態の人が椅子の背もたれにつかまる様子を示します。図 (a) はまだ背もたれにつかまっていない状態です。図 (b) は背もたれにつかまったところです。この状態では，人の両足と椅子の支持基底面が合わさっているので，図のように支持基底面が広がります。ただし，この状態では重心線はまだ人の側にあります。ところが，図 (c) のように極端に前傾すると，重心線はこの人の支持基底面から離れ，人と椅子との間に位置するようになります。このときの支持基底面は，人と椅子を合わせた広い面になるので，さらにこの人が前に傾いても倒れることはありません。

3.6 重心を支持基底面内に収めて転倒を防止する

このように人の支持基底面は，両足で構成される狭いものでしたが，椅子や手すりにつかまったとたんに，支持基底面は大きく広がります。そのため，倒れそうになったとき，あるいは倒れるのを防ぐために何かにつかまるということには，意義があるのです。

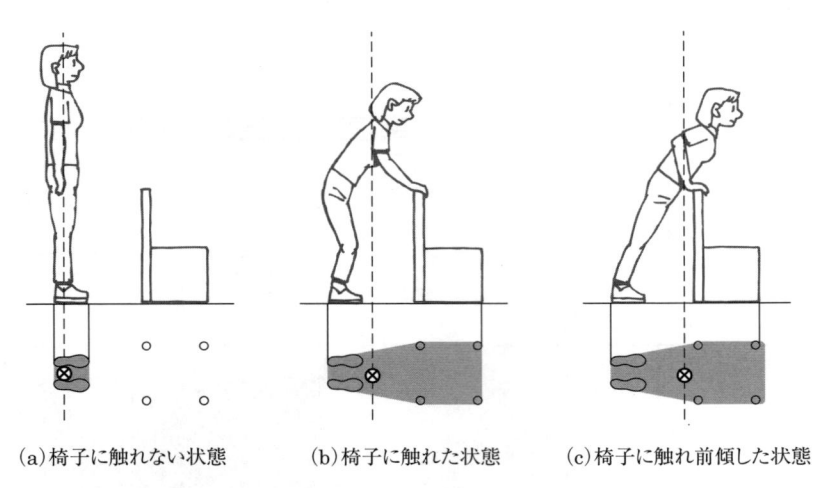

(a) 椅子に触れない状態　　(b) 椅子に触れた状態　　(c) 椅子に触れ前傾した状態

図 3.54　支持基底面が広いと安定した姿勢を維持できる

## 3.7 テコの原理を知って仕事を楽にする

力を増倍するテコの原理は昔からいろんな所で応用されています。ここでは，テコには3種類あることを説明します。

### (1) 第1種のテコの原理とは

テコの原理と一言でいっても，その原理には第1種・第2種・第3種があり，そこには，力をかける点，力を受ける点，両者を支える点があります。

図3.55は，実用されているいくつかのテコの応用を示します。これらを見ると共通点があります。それは，力を入れる所と力を受ける所があることです。力

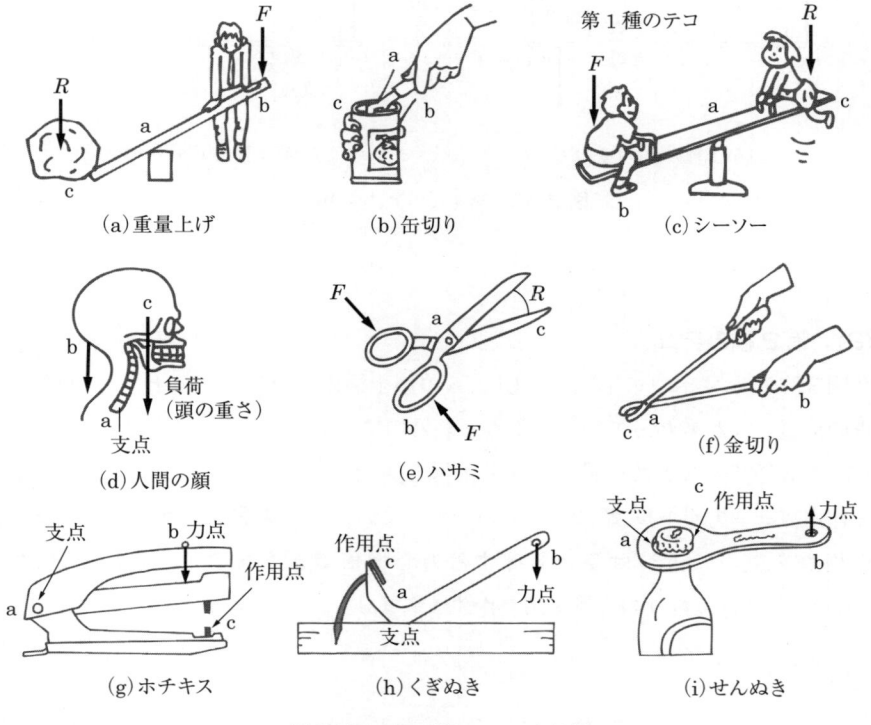

(a) 重量上げ　　(b) 缶切り　　(c) シーソー

(d) 人間の顔　　(e) ハサミ　　(f) 金切り

(g) ホチキス　　(h) くぎぬき　　(i) せんぬき

**図3.55** 第1種のテコの応用例

を入れる所を「**力点**b」，力を受ける所（あるいは物体を支える所）を「**作用点**c」，両者を支える所を「**支点**a」とよびます。この三者の位置関係は，「力点b－支点a－作用点c」あるいはその逆の「作用点c－支点a－力点b」の順で並んでいることが分かります。この力が作用する位置関係を簡単に表すと，図3.56のようになり，この図3.56で説明できるようなテコを**第1種のテコ**といいます。図(a)と図(b)では支点の位置が異なりますが，力点・支点・作用点の位置関係が同じですので，両者とも第1種のテコの仲間です。図(a)の応用では力を増倍しますが，図(b)では変位を増倍する点が異なります。

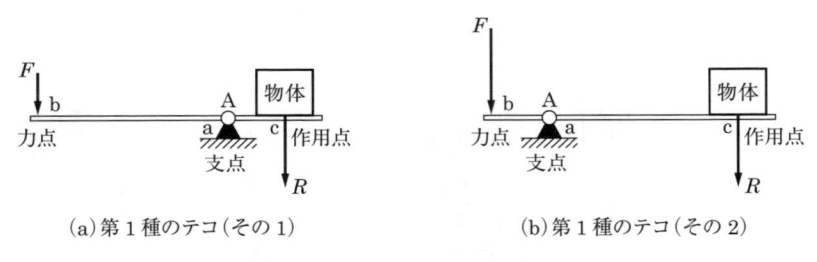

(a) 第1種のテコ（その1） (b) 第1種のテコ（その2）

**図3.56** 第1種のテコの説明図


## (2) 第2種のテコ

図3.57に示すテコの応用は，図3.56の第1種のテコに比べると，作用点と支点の位置が入れ替わっていて，支点aが外側に来ているところが異なります。図3.57の共通点をまとめ，模式化すると図3.58となります。このテコは，「支点a－作用点c－力点b」の順になっています。このテコを**第2種のテコ**といいます。作用点を支点に近づけると発揮する力を増倍できますので，応用すれば図3.57(c)のクルミ割りのような用具が生まれます。

(a) 一輪車　　(b) ボルト用工具

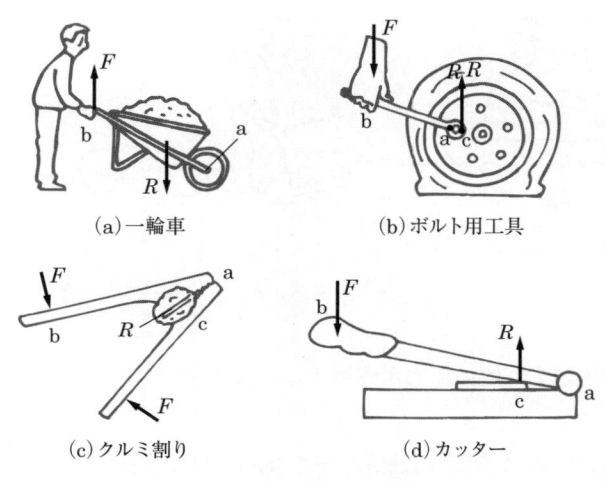

(c) クルミ割り　　(d) カッター

**図 3.57** 第 2 種のテコの応用例

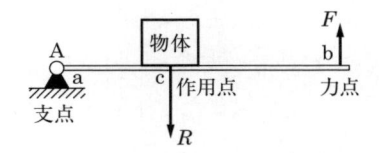

**図 3.58** 第 2 種のテコの説明図

### (3) 第 3 種のテコ

図 3.59 を見てください。この図ではテコがどこに応用されているのか，わかりにくいと思います。しかし，これも共通点をまとめると図 3.60 に示すように模式化でき，「支点 a − 力点 b − 作用点 c」の順の配置となっていることがわかります。このテコの原理は，後述するように人間の関節の元になっているのが特徴的です。そして，力の増倍はできませんが，変位は必ず増倍するという特徴があります。

以上，第 1 種のテコ，第 2 種のテコ，第 3 種のテコについて説明しました。こ

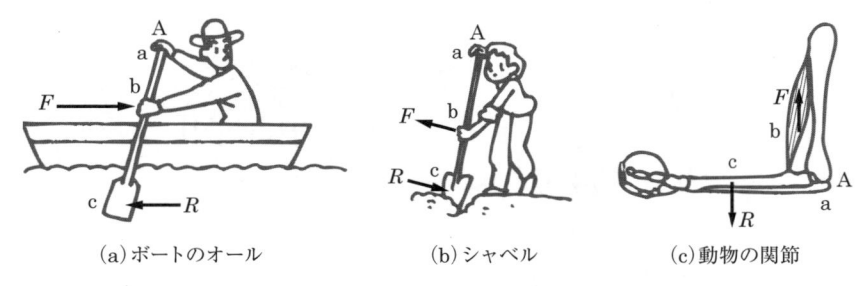

(a) ボートのオール　　　　(b) シャベル　　　　(c) 動物の関節

**図 3.59**　第 3 種のテコの応用例

れらのテコの種類を，改めて力が作用する点の順序で整理すると，以下のようになります。

　　　第 1 種のテコ（図 3.56 参照）：力点 b －支点 a －作用点 c
　　　　　　　　　　　　　　　　（または作用点 c －支点 a －力点 b）
　　　第 2 種のテコ（図 3.58 参照）：支点 a －作用点 c －力点 b
　　　　　　　　　　　　　　　　（または力点 b －作用点 c －支点 a）
　　　第 3 種のテコ（図 3.60 参照）：支点 a －力点 b －作用点 c
　　　　　　　　　　　　　　　　（または作用点 c －力点 b －支点 a）

### (4)　第 3 種のテコの特徴

　これまでに述べたようにテコには，3 種類のテコがあります。このうちでいくら頑張っても力を増倍できないテコは，支点と作用点の間に力点がくる第 3 種のテコです。後述する力のモーメントを学習するとわかるように，力点の力 $F$ は，（作用点の力 $R$）×（テコ比（ac/ab））で求めることができます。第 3 種のテコは，必ず長さ ac は長さ ab より大きくなっています。これを ac＞ab というように表します。そのため力点の力は，作用点の力以上に大きな力が必要になります。

　例えば図 3.60 で，作用点の力を 1kgf，ab を 0.5m，ac を 1.0m とするなら，力点の力 $F$ は，1×（1.0/0.5），つまり 2.0kgf と作用点の 2 倍の力が必要になります。このように第 3 種のテコの力点の力 $F$ は作用点 $R$ の力より必ず大きくなり，小さな力で重い物を持ち上げることができる通常のテコのような，力の増倍は図れ

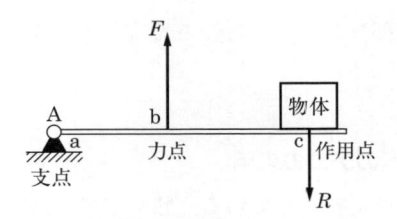

図 3.60　第 3 種のテコの説明図

ません。その反面，第 3 種のテコは力点の動き（変位）を（ac/ab）倍に拡大してくれます。上記の例の場合，力点が 5cm 変位したとすれば，作用点は 2 倍の 10cm 変位します。

### (5) 人間の関節の動き

人間の肘関節を見ると図 3.61(a) のようになっています。これをよく見て，図 (b) の第 3 種のテコと対応させると，以下のようになります。

・前腕の回転部分は「支点」に対応する
・上腕筋末端の腱が前腕に固定された点は「力点」に対応する
・前腕の重心位置 $y$ は「作用点」に対応する

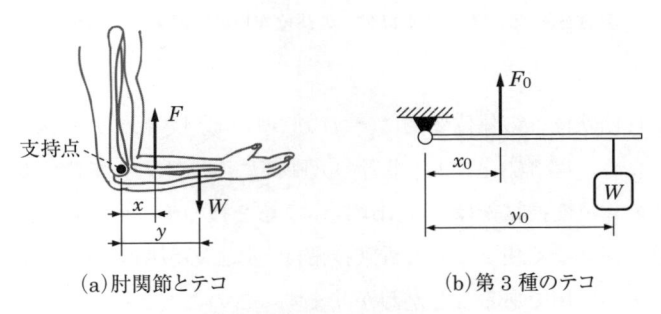

(a) 肘関節とテコ　　(b) 第 3 種のテコ

図 3.61　関節は第 3 種のテコの応用

3.7　テコの原理を知って仕事を楽にする

以上のように肘関節部分をテコに対応させると，第3種のテコの原理で力学的な解析ができます。

### (6) 看護・介護技術へのテコの応用

看護や介護技術ですでに普及している，膝を立てて仰臥位から側臥位へ体位変換する技術の詳細を見てみましょう。図3.62は仰臥位にある患者の膝を立て，その膝頭を引くと側臥位に体位を変えられるという，テコの応用技術です。人間は物ではないので，回転させると身体は変形しますので厳密なテコの原理の説明はできません。しかし，ベッド面から膝頭までがテコの長い腕，ベッド面から身体の中心までがテコの短い腕と考えると，図3.58に示した第2種のテコの原理に近い働きをしています。そのため，膝を立て膝頭とベッド間の距離を大きくした図3.62(a)の姿勢では，体位変換が楽にできることが理解できるでしょう。

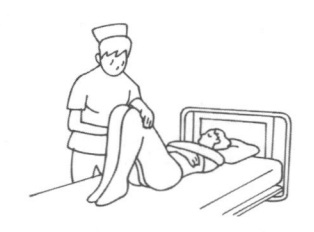

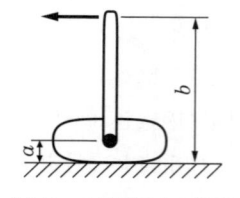

(a) 仰臥位から側臥位へ　　(b) テコの原理による説明　　(c) テコの原理（でん部が回転すると接触部が移動する）

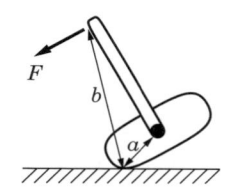

**図 3.62**　仰臥位から側臥位への体位変換に応用されるテコの原理

仰臥位から側臥位への体位変換にテコの原理が応用されている例を，もう一つ紹介しましょう。図3.63(a)は，患者の大腿部に手を挿入して体位変換を行う技術です。この体位変換技術は，図(b)に示す第2種のテコの原理の応用です。このように普段何気なく使っている看護技術は，以上の説明で明らかなようにボディメカニクスの応用であることがわかります。このことを積極的に意識して作業を行えば，負担の軽減，腰痛予防につながります。

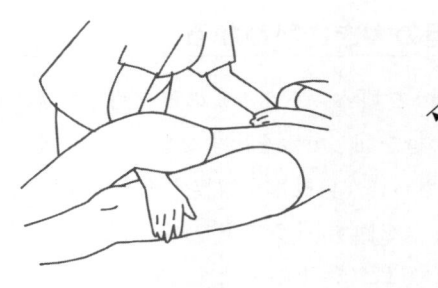

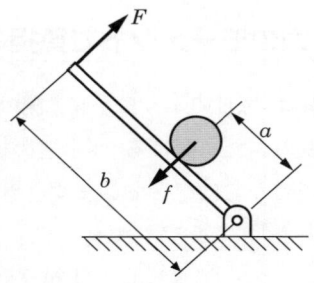

(a) 仰臥位から側臥位へ　　　　　　　(b) テコの原理による説明

**図 3.63**　体位変換に応用される第 2 種のテコ

3.7　テコの原理を知って仕事を楽にする

## 3.8 力のモーメントで負担の大きさがわかる

　私たちは，毎日のように「ドア開ける」「ペットボトルの蓋を回して開ける」「栓抜きで瓶のふたを開ける」「水道の栓を回して水を出す」など，回転を伴う動作を無意識のうちに行っています。さらに，自動車を運転するとなると，「ドアを開けて入る」「エンジンスタートキーを回す」「シフトレバーを動かす」「ハンドルを回す」など,枚挙にいとまがないほどに"回す"という動作を行っています。

　看護の分野を見ると，「薬液瓶のふたを回す」「ギャッチベッドの高さ調整用クランクを回す」「患者を仰臥位から長座位へ体位変換する」「座位姿勢にある患者を回転させて端座位にする」というように，物の移動，患者の移動・移乗，介助動作などの中にも，"回す"とか"ひねる"という動作はいろんな場面で行われています。

　ここでは，こうした"回す"動作の説明に不可欠な「力のモーメント」と負担の関係について考えてみます。

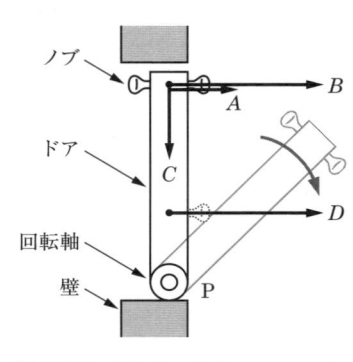

### (1)　回転ドアと力のモーメント

　まず，「**力のモーメント**」とは何かを考えましょう。これは，一言いうなら「物でも人でも"回そうとする能力"のこと」をいいます。具体例で力のモーメントを考えてみましょう。

　図3.64は回転ドアを示します。今，このドアが鉄製の重いものと仮定します。普通には，すでに取り付けてあるドアノブを持って開けるでしょう。このドアノブは，回転軸より離れた位置に取り付けられているのが普通です。このドアノブの位置を図の矢線 $D$ の所に移したらどうなるでしょうか。おそらく非常に大きな力を要し開閉困難になるでしょう。ということから，ま

**図3.64**　回転ドアと力のモーメント

ず，ドアを開けるには，力を入れる位置が関係していることがわかります。矢線$D$の位置で力を大きくしていけばドアは開くけれど，困難であることがわかります。

次に，一番開けやすい位置に示した矢線$B$の力を，矢線$C$に示すようにドアに平行になるように変更して力を入れてみましょう。この場合，いくら大きな力を出しても決してドアは開きません。このように見てきますと，ドアという回転体を回そうとするとき，以下のことを考慮する必要があります。

① 開けようとする能力は力を入れる位置が関係し，その位置は回転中心より遠いほど"開ける能力"が大きい
② 開けようとする能力は力の大きさに関係し，その力は大きいほど"開ける能力"が大きい
③ 開けようとする能力は力を加える方向に関係し，その力の方向をドア直角方向に加えれば"開ける能力"は大きい

## (2) 「ものを回す能力」である力のモーメントとは

今，力のモーメントを説明するにあたり，回転体に加える力（かかる力）に"$F$"，回転体の中心から距離（または半径）に"$L$"，回転体を回す能力に"$M$"という記号を使うことにします。この$M$は**"力のモーメント"**といいます。ただし，力は常に図3.64の矢線で示すように，ドアならドアに直角方向に力を加えるものとします。もちろん，斜めに引くなり押すなりしてもよいのですが，そのときは斜めの力を分力に分け，そのうちの直角成分のみがドアを開ける力となります。回転体を回す能力（力のモーメント）は，つねに回転体の接線方向に作用する力で考えます。

これまでは，ドアのように回転する物体を対象にして説明しましたが，回転しないような物でも，それを回転させようと努力するときには，力のモーメントという概念を使うとよくわかります。

したがって，ドアや車のハンドルのような回転体，重い物を動かせるテコ，私たちの腰や関節の回転などのようにあらゆる「回転するもの」「回るもの」に対

して力のモーメントを使うと，力学的な検討ができよくわかります。

前述した記号を用いて力のモーメント，つまり「回す能力」を式で表すと以下のようになります。

$$M = F \times L \tag{3}$$

この式は，"力のモーメント $M$" ＝ "力 $F$" 掛ける "腕の長さ $L$" を記号で表しています。ここで，力 $F$ の単位は〔N〕または〔kgf〕，回転体の腕の長さ $L$（半径）の単位は〔m〕または〔cm〕とすると，力のモーメント $M$ の単位は〔kgf·m〕，〔N·m〕または〔kgf·cm〕，〔N·cm〕となります。このように，力や腕の長さの単位のとり方で，当然ですが力のモーメントの単位も変わることに注意しましょう。

以上，述べたように，「力のモーメント」とは「物を回す能力」をいい，これから何回も出てくるので，覚えておいてください。そして，上記の式 (3) に含まれる "$L$" は回転中心からの半径ですが，本書では**「腕の長さ」**と名付け，何回も使います。これについても，以下に例を用いて詳しく説明します。

### (3) 力のモーメントの応用例

"小さなハンドル"と"大きなハンドル"の力のモーメントを考えましょう。"力"は物を直線的に動かす能力を持っていますが，"力のモーメント"は物を回す（回転）能力を持っています。図 3.65 は半径（腕の長さ）の異なるハンドルを示します。この図で小ハンドルの半径を 0.3〔m〕，中ハンドルの半径を 0.4〔m〕，大ハンドルの半径を 0.5〔m〕とします。今，いずれのハンドルにも 1〔kgf〕の力を接線方向に加えた場合の，力のモーメント $M$ を求めてみましょう。式 (3) より，次のようになります。

① 小ハンドルの $M$：0.3〔kgf·m〕

② 中ハンドルの $M$：0.4〔kgf·m〕

③ 大ハンドルの $M$：0.5〔kgf·m〕

これより，大ハンドルの力のモーメントは一番大きく，回転能力が大きいということがわかります。そのため，乗用車のハンドルに比べ，重くて大きなバスやトラックのような大型車のハンドルは，大きく設計されています。

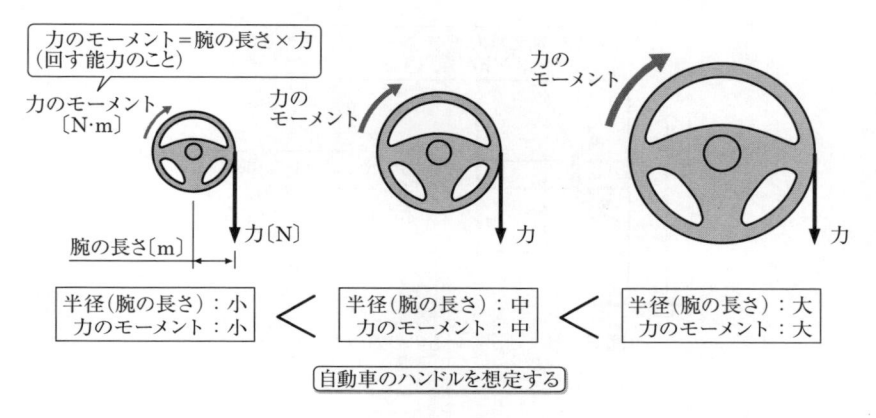

図3.65 "力"と"力のモーメント"の違い

## (4) 力のモーメントの意味は「回そうとする能力」"木の枝が折れる"

　力のモーメントは，回そうとする能力のことである，ということは前述しました。それを式で表すと，式(3)になることも示しました。この式(3)は，人間の関節でも木の枝でも，ぐるぐると回らないが，少しでも回る傾向があるものなら何にでも応用できるのです。特に，人間の関節は筋力を使って腕や脚を回すようなメカニズムになっています。そのため，力のモーメントという概念を使うと，身体の負担を科学的に説明できます。

　図3.66は，不格好ですが木の幹と枝であると想像してください。根元から枝先までの長さを$L$とし，そこに力$F$がかかったら，この枝の根元の回そうとする力のモーメントは$F \times L$となります。この木の枝の場合，力のモーメント$M$は，力と枝の長さに比例しますので，枝が短ければ，大きな力がかからない限り折れません。一方，枝が長いと，枝先に体重の軽い子供がぶら下がっただけでも力のモーメントは大きくなるので，折れてしまうかもしれません。木は自然の物ですから，長さや太さを変えることができません。しかし，人工の機械装置類なら，壊れたり倒れたりしないようにするために，機械にかかる力の大きさや回転中心から力がかかる位置までの長さ（腕の長さ）を自由に決めることができます。そ

3.8　力のモーメントで負担の大きさがわかる

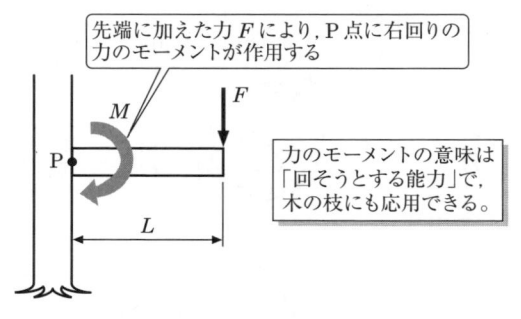

図 3.66 動かないものの力のモーメント

して事故や故障が起こらないように，例えば鉄，アルミニウム，プラスチックスなど，目的に合った構造材料を使ってデザインし，製造します。

## (5) 力のモーメントの意味は「回そうとする能力」"腕を回転させないために"

図 3.67 は人工の腕と思ってください。半径 $r$ の回転体に長さ $L$ の腕が取り付けられています。この腕を回転させないために，図の回転体周囲にロープを巻き，そのロープを引っ張ります。緩めれば，腕は右回りに回ります。今，腕先に重り $W$ を乗せたとき，腕が水平を保つためのロープ張力はどのくらいになるか力のモーメントを使って求めてみます。

回転体中心を基に，右回りの力のモーメントを求めます。それは，腕の長さ $L$ 〔m〕と重り $W$ 〔kgf〕の積（$L \times W$）で求まります。一方，重り $W$ のために右

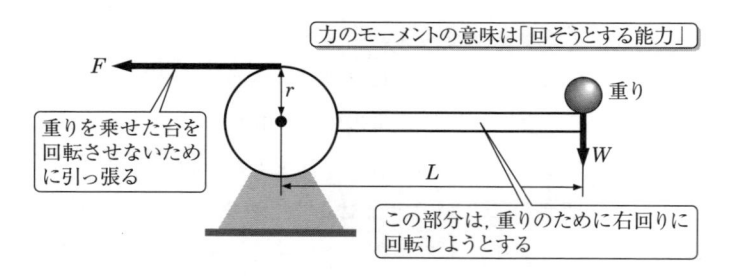

図 3.67 回転体の力のモーメントとその釣り合い

に回ろうとするのを阻止するため，回転体周囲のロープを力 $F$ で引っ張りますので，この $F$ と回転体半径 $r$ の積 $(F \times r)$ が，左まわりの力のモーメントとなります。右回りの力のモーメントと左回りの力のモーメントが釣り合うと，この人工の腕は水平に保てます。これを式で表すと以下のようになります。

$$F \times r = L \times W \qquad (4)$$

これより，ロープの張力 $F$ を求めると，次のようになります。

$$F = (L/r) \times W \qquad (5)$$

この式からわかるように，腕の長さ $L$ が長い，あるいは回転体の半径 $r$ が短いと式中の $(L/r)$ は大きくなります。ということは，ロープ引張り力 $F$ は，重り $W$ の何倍もの大きな力を出さないとバランスが取れないことを示しています。この考え方は，上腕の負担や腰部の負担などの計算に応用できます。

## (6) 力のモーメントは腕を 90°に上げたときが最大

図3.68は上腕を順次持ち上げて行った場合，肩にかかる「回そうとする能力」，つまり力のモーメントを比較している図です。腕の長さ，腕の重さを使い，力のモーメントを計算した結果も，図中に示してあります。力のモーメントは腕を90°に持ち上げた場合が最大です。腕を下ろした A の場合は，力のモーメントは

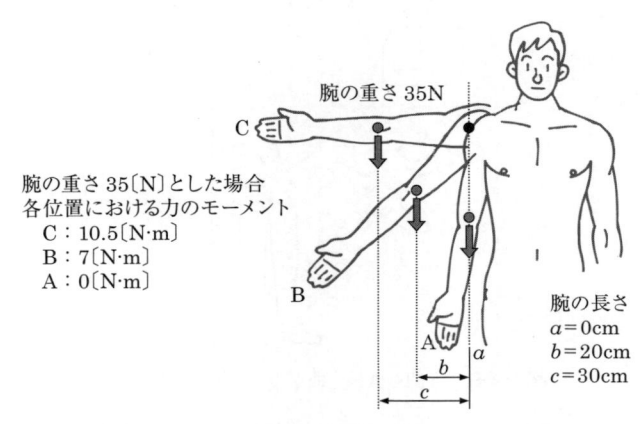

腕の重さ35N

腕の重さ35〔N〕とした場合
各位置における力のモーメント
C：10.5〔N・m〕
B：7〔N・m〕
A：0〔N・m〕

腕の長さ
$a = 0$ cm
$b = 20$ cm
$c = 30$ cm

**図 3.68** 腕を 90°に上げたときが力のモーメントは最大

ゼロです。それは図より明らかなように腕の長さがゼロなので、腕の重さが例え35〔N〕であっても、この値かける腕の長さ"0"は、やはりゼロなのです。これは、腕の位置Aでは腕がいくら重くても、腕が回るような力のモーメントは作用しないことを示しています。

以上の説明で明らかなように腕を水平、つまり腕を90°に保つことは、肩の筋肉にとって一番負担が大きいことを表しています。

## (7) 人間も機械も腰を曲げると負担は増加

都会を歩くと、ビルの建設現場でクレーンを見ることがよくあります。これと人間を比較したのが図3.69です。人間であっても機械であっても、身体を曲げることで、その腰部には非常に大きな力がかかります。力は目に見えないので予知不可能ですが、人間の場合は腰痛になる、機械の場合は転倒するという事故を起こします。実際にクレーンが転倒し、大事故になった例はあります。このようにクレーンが倒れるとか腰痛を起こす場合は、共通した過ちを犯しているので、このことについて考えてみましょう。

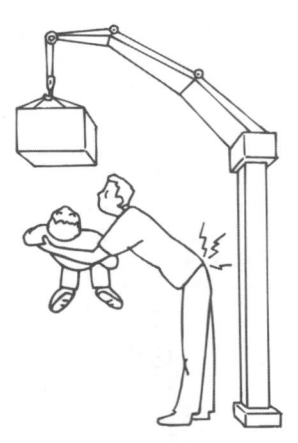

図 3.69　人間も機械も曲がると負担は増加する

### (8) クレーンの腕を伸ばすとどうなるか

図 3.70 は，クレーンが重量物を持ち上げる様子を示します。図 (a) は安全な範囲での運転ですが，図 (b) は転倒する危険があることを示します。図 (a) も図 (b) も，持ち上げる重量物の重さは変わりません。どこが異なっているかということは，図より明らかなように「腕の長さ」$L$ です。図 (a) は正常な運転です。しかし，図 (b) は腕を出しすぎて，前輪を軸として左回りの力のモーメント（$Mg \cdot L_2$）は右回りの力のモーメント（$mg \cdot X$）より大きくなり，左回りに回そうとする能力が優勢になり倒れます。

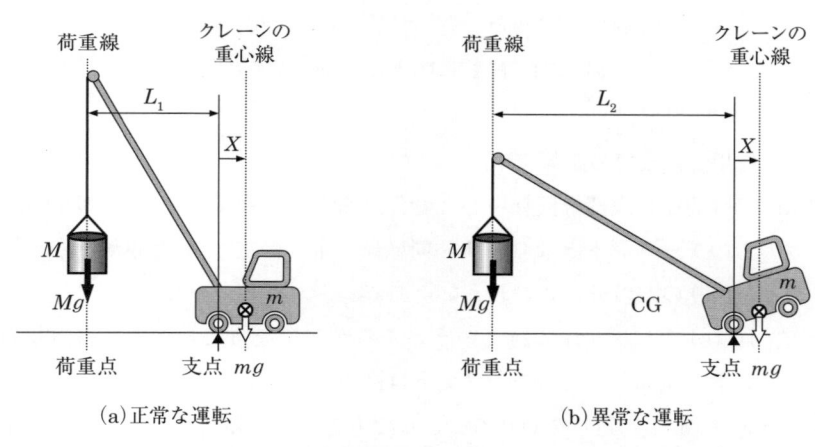

(a) 正常な運転

(b) 異常な運転

**図 3.70** クレーンが物を吊り下げ，腕の長さを変えると重心は移動する

### (9) 人間が腕を伸ばすとどうなるか

図 3.71 は，立位の状態で腕に重り $W$ を持っている姿です。図 (a) は前腕だけを伸ばし，図 (b) は前腕と上腕を真っ直ぐに伸ばした状態で重りを持っています。また，図中に人間が物を持つ場合の腕モデルを示してあります。図中の矢線 $F$ は筋力です。$x$ は肘関節（図 (b) は肩関節）の中央（支点）から筋力が作用する点（力点）までの距離，$y$ は同じく肘関節（図 (b) は肩関節）の中央（支点）か

3.8 力のモーメントで負担の大きさがわかる

(a) 腕を縮めた場合　　　　(b) 腕を伸ばした場合

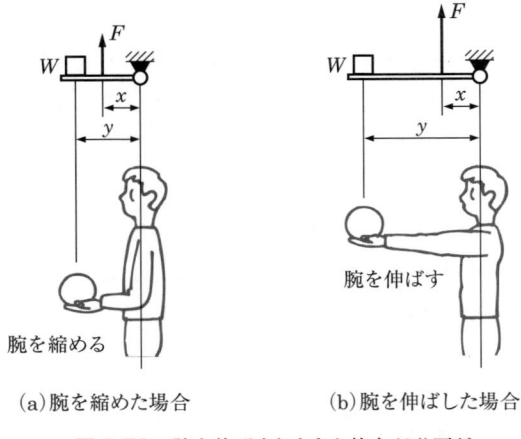

**図 3.71**　腕を伸ばすと大きな筋力が必要だ

ら重り（作用点）までの距離です。

　図 (a) で肘関節中央部を回転中心と考え，筋力 $F$ と距離 $x$ とを掛け算すると，右回りの力のモーメントとなります。同様に，重りの重力 $W$ と距離 $y$ とを掛け算すると左回りの力のモーメントとなります。

　一方，図 (b) では図 (a) の肘というところが肩になっただけで，右回りの力のモーメントと左回りの力のモーメントは図中に示したように筋力 $F$ を調整し，"$Fx = Wy$" のように釣り合わせることができます。そのため，図のように重りを水平に保つことができます。筋力 $F$ は，「$F = (y/x)W$」という関係で $y$ に比例しますので，"$y$" の値を大きくすると，筋力 "$F$" も大きくなり負担は増します。そのため，重い物を持つ場合は，図 (a) に示すように腕の長さ "$y$" を短くするように気をつける必要があります。このような注意は，上述した力のモーメントの理屈がわかると，気をつけるようになるでしょう。

## (10) お辞儀をすると何が起こるか

　図 3.72 は，お辞儀をするときの姿勢です。この姿勢と図 3.71(b) の肘，腕を伸ばした姿勢とを比較してみてください。図 3.71(b) において手を伸ばさない状態が図 3.72(a) に対応します。図 3.72(b) のお辞儀したときは，上体の重心が前へ移った状態で物体を手に持ち，腕を伸ばしたときと同じ状態です。図 3.71 では肘や腕を上腕二頭筋が上部から支えていますが，図 3.72 では重力によって下がろうとする上体は脊柱起立筋が支えている点が異なります。お辞儀して腕の長さ $L$（腰から上体の重心までの距離）が大きくなると，これまでの説明でわかるように，股関節部にかかる力のモーメントは大きくなります。そうすると，この右回りの力のモーメントを補うような，逆向き，つまり左回りの力のモーメントを脊柱起立筋が発揮しないとお辞儀姿勢を保つことができません。この左回りの力のモーメントは，脊柱起立筋が出す筋力の大きさに依存しますので，この筋肉の負担は当然増えます。そして，上体の重量を支えている仙骨や椎骨などの腰部には，お辞儀をすることによって上体が前傾すると非常に大きな力がかかることになります。

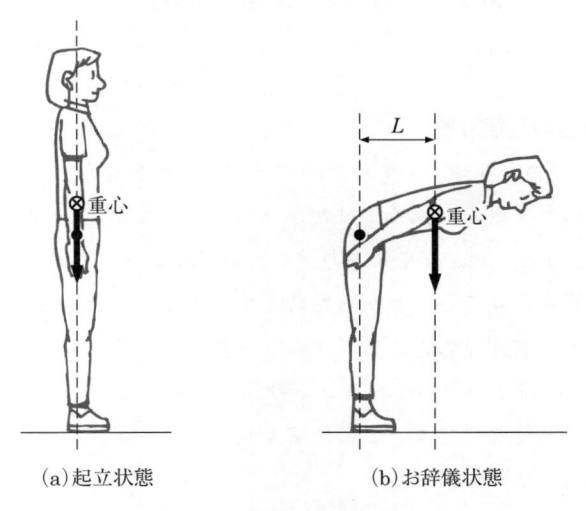

(a) 起立状態　　　　(b) お辞儀状態

**図 3.72**　お辞儀をすると何が起こるか

3.8　力のモーメントで負担の大きさがわかる

## (11) 腰部負担の推定例

　大まかな推定ですが，お辞儀をするといかに大きな力が腰部にかかるかを計算してみましょう。

　図3.73(a)は，お辞儀したときの姿勢と，そのときの骨格力学モデルを示します。図(b)は，計算をわかりやすくするために骨格部分だけを取り出した計算モデルです。ここで，図中に示した数値を仮定して，腰部にかかる力の計算をつぎの(12)で述べます。

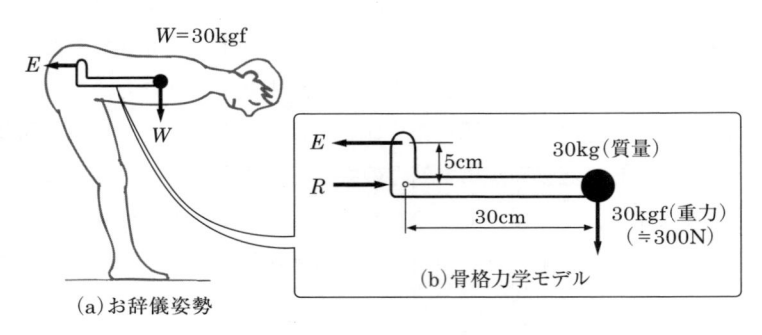

**図 3.73** お辞儀をした状態と骨格力学モデル

## (12) 腰部負担の推定計算

　図3.74(a)は，わかりやすくするためにモデルの形を変えた図ですが，力学の計算原理は変わりません。図(a)はわかりづらいですが，図(b)ならテコの原理で説明したように，わかりやすい力学モデルではないでしょうか。

　計算は，計算式を立てることから始めます。まず，支点Pを基準に左回りの力のモーメントと右回りの力のモーメントが釣り合うという式を立てます。図(b)を参考に，左回りの力のモーメントは「$E × 0.05$」，右回りの力のモーメントは「$300 × 0.3$」となります。この両者が釣り合うので，以下の式が成り立ちます。

$$0.05E = 90 \,[\mathrm{Nm}]$$

第３章　ボディメカニクスを理解するためのやさしい力学

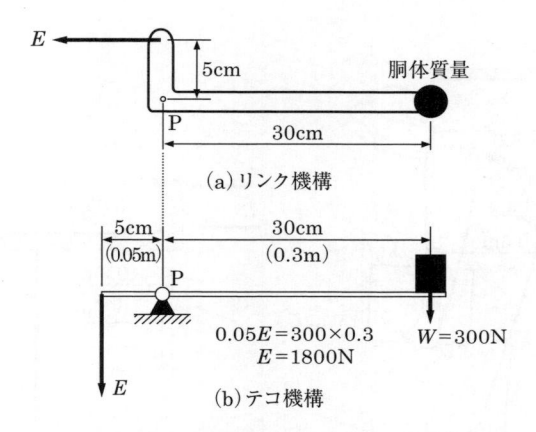

```
       E ←
           ┐ 5cm
           │
           P─────────────●  胴体質量
             30cm
        (a) リンク機構

       5cm    30cm
      (0.05m)  (0.3m)
        ┌──────────■
        P
       ▲
        0.05E = 300 × 0.3    W = 300N
           E = 1800N
       ↓
       E
        (b) テコ機構
```

**図 3.74** お辞儀時の骨格力学モデルの相似変換

　この式より，脊柱起立筋が発揮する力 $E$ は"1800〔N〕"となります。これを〔kgf〕で表すと，何と"180〔kgf〕"です。大まかな推定ですが，お辞儀をしただけで腰部には，体重の3倍もの力がかかっていることになります。

## (13) 荷物を持つと腰部の負担はどのように増えるか

　前傾して手に 15〔kgf〕の荷物を持つ場合の，腰部負担を推定してみましょう。図 3.75 は前屈して荷物を持った姿とその時の推定モデルです。このモデルでは腕の重量と荷物の重量を加えたので，前述した図 3.73 の場合より負担は大きく増えるはずです。

　計算に必要な数値は，図中に示した値を仮定して求めます。図 3.75(b) に示すように骨格の力学モデルを描き，このモデルで力 $R$ の矢線先端を回転中心と考えて計算式を立てます。今までのように，左回りの力のモーメント「0.05$F$」と右回りの力のモーメント「350 × 0.3 + (60 + 150) × 0.5」が等しいとおきます。すると次のようになります。

$$0.05F = 350 × 0.3 + (60 + 150) × 0.5$$

ここで，350〔N〕は上体の重さ，150〔N〕は荷物の重さ，60〔N〕は前腕・

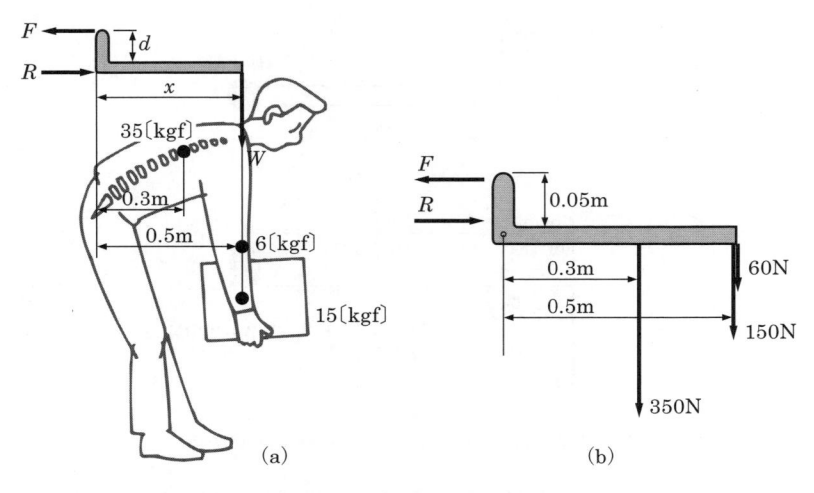

**図 3.75** 15〔kgf〕の荷物を持った場合の腰部負担の計算

上腕の重さです。この式より腰部にかかる力 $F$ を求めると，4200〔N〕（420〔kgf〕）となります。この値は体重 70〔kgf〕とすれば，何と体重の 6 倍もの力が，腰部にかかっていることになります。

## 3.9 姿勢の安定・不安定について

人が倒れるということは，どのような状態なのかを考えてみましょう。それには，重心位置や支持基底面が関わってきますので，ここではそれらの関係について詳しく説明します。

### (1) 安定・不安定を考える

**安定**とは「物事が落ちついていて，激しい変動がないこと」「もののすわりがよいこと」です。例えば，「この椅子は安定が悪い」「腰が安定していないから体勢が崩れる」「安定感がある」などのように使います。特に本書では，看護師や介護士が，患者や利用者をケアする場合の安定を考えています。例えば，患者が歩行中にちょっとした段差で倒れるとか，看護師がベッドに座っている患者を起立支援しようとしたときに，持ち上げたとたんに安定を失い，立てなくなるといった場面の，**不安定**という問題です。

図 3.76 は，富士山の頂上付近を切り取ったような形をした，円錐状の物体です。図 (a) は底面積が大きいので，誰が見ても倒れにくいと判断できます。ところが，円錐物体を逆さにした図 (b) は底面積が小さいので，直ぐに倒れそうだと判断

(a) 安定な物体姿勢　　　(b) 不安定な物体姿勢

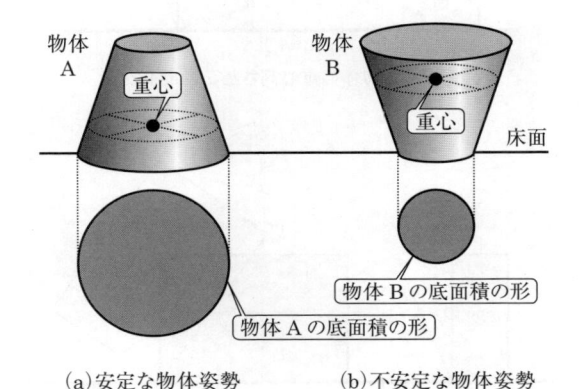

**図 3.76**　安定・不安定は支持基底面で決まる

します。その理由は二つあります。

　①　重心位置が低いと安定していて倒れにくい，高いと不安定で倒れやすい
　②　底面積が大きいと安定で倒れにくい，小さいと不安定で倒れやすい

①の重心位置の高低による安定・不安定について考えてみましょう。図3.77は，底面積が同じで重心の高さが異なる二つの角柱を示します。図より明らかなように，重心が低い角柱は，高い角柱に比べて大きく傾けることができます。ということは，少々傾いても倒れないことを意味しています。つぎに底面積が異なる場合について考えてみましょう。図3.78は，重心の高さは同じですが，底面積が異なる二つの角柱です。両者を傾けていくと，底面積が大きい角柱が倒れかかる限界の傾斜角度 $\beta$ は，底面積が小さい角柱傾斜角度 $a$ より大きいのです。このように底面積が大きい角柱は，傾斜角度を大きくしても倒れません。それだけ倒れにくく，安定しているといえます。

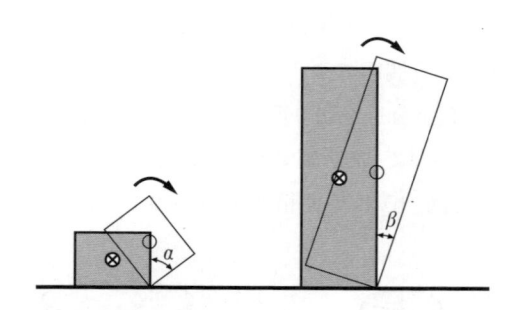

**図3.77**　物体の重心高さと安定・不安定

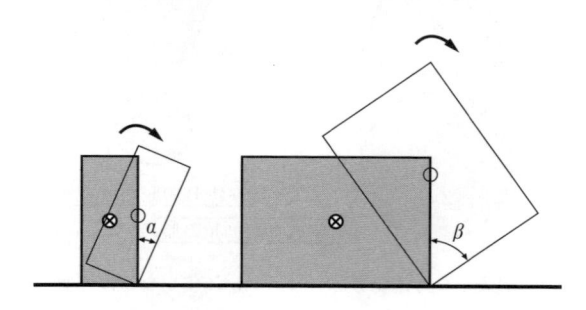

**図3.78**　物体底面積の大きさと安定・不安定

## (2) 安定・不安定の考え方

図 3.79 は，安定，不安定がよくわかる図です。安定とは前述したように「もののすわりがよいこと」でした。図 (a) は，もののすわりがよい物体の姿勢で，傾けても図 (d) に示すように直ぐに元の状態に戻ります。図より明らかなように，重心 CG は傾けても，すでに述べた支持基底面内に収まっています。一方，図 (b) は不安定な物体の姿勢です。この場合，支持基底面は点ですので，図 (e) に示すように，わずかに傾くと重心 CG は支持基底面から外れてしまい，傾けた方向へ転倒します。図 (c) はボールのような球体です。この場合の支持基底面も点ですが，重心は常に点状の支持基底面の真上にきています。したがって，転がりますが転倒はしないので，この場合は，安定でもない不安定でもなく「**中立**」といいます。

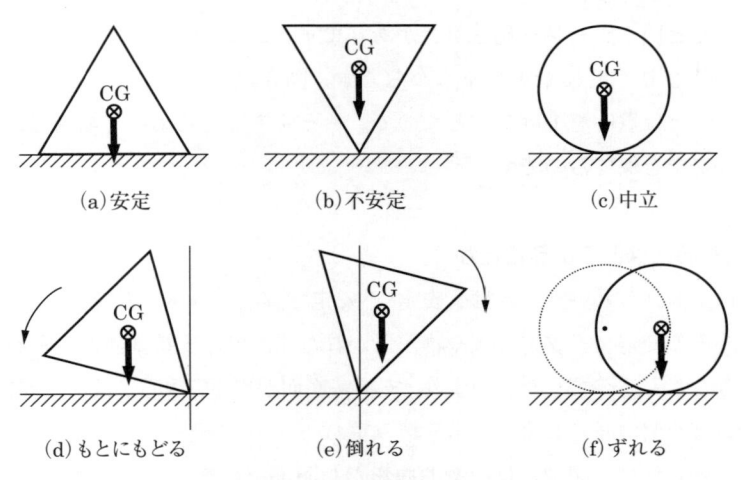

(a) 安定　　(b) 不安定　　(c) 中立

(d) もとにもどる　　(e) 倒れる　　(f) ずれる

**図 3.79** 安定・不安定の考え方

3.9 姿勢の安定・不安定について

## (3) 重心が低いと倒れにくい

　重心が高い乗物は倒れやすく，事故を起こすことがあります。例えば，トラックに積荷を高く積み上げると，重心が高くなります。この状態でカーブにさしかかると横方向の力（遠心力）が働き，転倒する可能性が生じます。カーブでなくても，前方に障害物がある場合に，急にハンドルを切ると横倒れします。このことは，自転車に乗りカーブにさしかかったとき身体をカーブ内側に自然に傾けていることからもわかります。もしもそれを怠ると，カーブの外側に転倒します。そのため，カーブで外側に倒れようとする身体を内側に傾け，転倒しないようにするのです。重心が低ければ，このような場合に出会っても，転倒する可能性は少なくなります。

　相撲や柔道などのスポーツの世界でも同様で，重心を下げると倒れにくくなります。テレビ中継の相撲を見ていると，一瞬腰を上げたすきに相手が突っ張ってきて負けるというシーンを見ることがあります。これは腰を上げたということで重心が高くなり，倒れやすくなるからです。図 3.42 で示したように，腰を落とすということは重心を下げることなので，そうすることによって転倒しにくくなり身体の安定を保てるのです。

## (4) 倒れるとはどういうことか

　人や物が倒れるということは，安定・不安定で議論できることを説明しました。そして，その安定・不安定は人や物が置かれた状況での支持基底面と重心位置に依存することも述べました。つまり，支持基底面が広く，重心が低いと安定です。

　図 3.80 は 6 個の同じ形状の積木を積み重ね，人の姿を模擬した様子を示します。図 (a) は起立状態，図 (b) はややお腹をだし頭部を後ろに反った様子を，図 (c) はお辞儀をして倒れそうになった様子を想定しています。この図 3.80 に示したように人は反り返ったり前傾したりすると，支持基底面に投影した重心（重心線）は移動します。そして，倒れるということは図 (c) に示した重心が右に移動し，支持基底面から外れることです。

　図 3.81 は人間の姿勢と重心線を示します。起立状態から前傾を開始すると支

(a) 安定　　(b) 不安定　　(c) 不安定

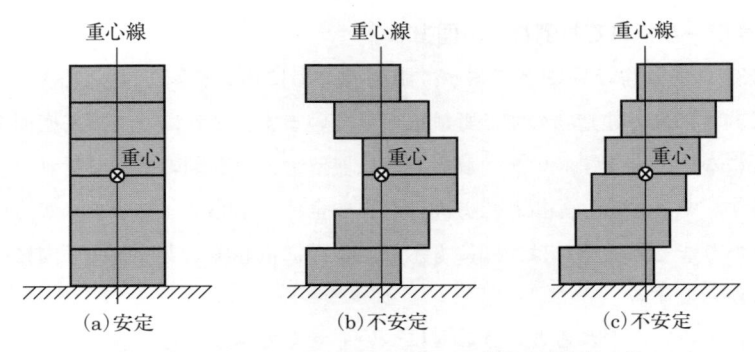

**図 3.80**　物が倒れるということは重心線が支持基底面の外へ移ること

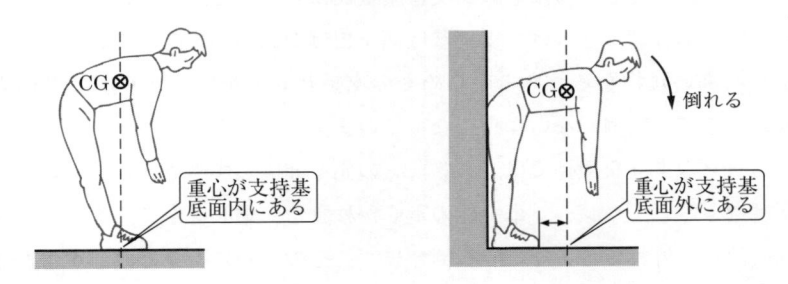

(a) 重心が支持基底面内にあるので倒れない　　(b) 重心が支持基底面外にあるので倒れる

**図 3.81**　上体を前傾すると重心は前方に移動する

持基底面内にあった重心線は足の指先方向へ移動します。しかし，それを戻すために臀部を図 (a) に示すように後退させると，重心線は支持基底面内の中央付近に戻ります。そのために人間は安定して前傾姿勢を保つことができます。ところが，図 (b) に示すように臀部を壁面に付け，その動きを拘束するとどうなるでしょうか。重心線は支持基底面からはみ出しますが，それを補うために臀部を後退させたいのですが，壁に拘束されそれができません。そのため，重心線を後退できず前方へ倒れます。

3.9　姿勢の安定・不安定について

## (5) タワーが折れても倒れない理由は？

図3.82はあり得ないことですが，説明のために描いた図です。東京タワーのように非常に高い建造物のすそ野は広がっています。これは，支持基底面を広げた格好になっています。いま，嵐のために展望台付近が図のように折れた場合を考えます。そうすると，折れた方向にタワー全体の重心は移動しますが，倒れることはありません。それは，図にも示したように重心線が支持基底面内に収まっているからです。

以上，いろいろ倒れるということについて考えてみました。倒れるということは，人でも建物でもその重心線が支持基底面から外れることなのです。したがって，人間であれば足を広げて支持基底面を広げ倒れるのを防いでいます。タワーのような高い建物なら，あらかじめその支持基底面を広くとり図3.82のように事故が起きても転倒しないようになっています。

クレーンのような機械では，クレーンの先を伸ばしすぎるとか，重いものを吊り下げ過ぎると，クレーン車全体の重心が移動し，重心線がこのクレーン車の支持基底面から外れてしまうので転倒します。そのために腕を伸ばしすぎたり荷重を積みすぎたりした場合に警告する安全装置が設置されています。それでも事故が起こるということは，人為的ミスによることが多いのです。

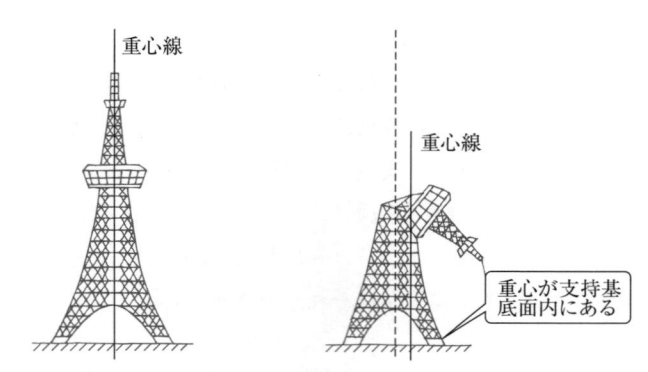

(a) 展望台部分が転倒する前　　(b) 展望台部分が転倒した後（予想）

**図3.82** タワーが折れてもタワーは倒れない

本章でボディメカニクスを理解するための力学の基礎を学びました。その前の第1章で動作実験を行い，その動作が行えない理屈は後述するということを述べました。そこで，その解答を以下に述べることにします。

## 第1章の実験課題の解答

　第1章において，10項目の動作実験を行いましたが，ほとんどの動作はできなかったのではないでしょうか。これらの実験を通して，人に何らかの拘束があると，その動作はできなくなります。しかし，なぜその動作ができないか，あるいはなぜその姿勢がとれないのかの理屈を理解すると，その動作・姿勢と同じような場面に遭遇した場合，理由がわかっていますので無理をせず障害防止につながります。

**《実験1》**　図1.1の実験において長時間つま先で立つことは不安定で困難でした。その理由はつま先で立つということは，両足で構成される支持基底面が極めて狭くなるからです。そこで手を机につけたとたんに支持基底面は広がり，起立時の身体は安定し，長時間立っていられるようになります〔第3章の支持基底面，安定・不安定を参照ください〕。

**《実験2》**　図1.2の壁に背面をつけるとお辞儀ができないことを考えてみましょう。これは，お辞儀した時のあなたの重心は前方へ移動するので，その重心を支持基底面内に維持できないからです。つまり，上体を前傾すると，重心は前方に移動しますので，その重心線は支持基底面から外れ前方に倒れるのです。一歩両足を壁から離すと，普通の起立状態ですからお辞儀はできます。この時のお辞儀を真横から見ますと，臀部が後退していることがわかります。これは上体が前方に，つまり重心が前方に移動すると同時に臀部が後退するので上体と臀部の質量バランスがとれ，重心は両足の支持基底面内に維持でき転倒しないのです〔第3章の支持基底面，重心，重心線，姿勢の安定・不安定を参照ください〕。

**《実験3》**　図1.3の壁に側面をつけ，片足を持ち上げることができない理由は，図3.52の説明で詳しく述べました〔第3章の支持基底面，重心，重心線，姿勢

の安定・不安定を参照ください〕．

《実験4》　図1.4の座位姿勢で足位置を変えて立ち上がる実験では，足を引き重心を支持基底面内に移せば容易に立ち上がれます〔第3章の図3.50の説明，支持基底面，重心，慣性を参照ください〕．

《実験5》　図1.5に示したように，腰を少しでも持ち上げたとたん，あなたの広い支持基底面は地面に接している両足部で構成する狭い支持基底面に移行します．そうすると，図1.5より明らかなように重い上体部の重心は，両足支持基底面よりかなり後ろに位置しているので，確実にあなたの重心は支持基底面外に存在し，立ち上がることはできません．それを可能にするには，①足を引き，重心を支持基底面内に入れる．②図1.7に示したように，他者の力を借りることが必要です〔第3章の支持基底面，重心，重心線，力のモーメントを参照ください〕．

《実験6》　立っている人の指が，あなたの前傾を阻止しています．上体を前傾させようとする力のモーメントは，あなた自身が「前傾させようと発揮する力」と，「腰からおでこまでの距離（腕の長さ）」を掛け算した値です．あなたはこの力のモーメント以上を発揮できなくて，前傾できないのです．つまり，座位では前傾させる筋力が発揮できないのです．立っている人の指をお臍の辺まで下げて行くと立てるようになります．図1.6に示したようにおでこから股関節までの距離（腕の長さ）$L$が長いので力のモーメントは大きいのです．そのため，おでこを指で拘束された座位の状態では，それに打ち勝つような筋力を発揮できず立ち上がれないのです〔第3章の力のモーメントを参照してください〕．

《実験7》　座位にあるあなたの上体を傾けずに立つことは不可能でした．図1.7はあなたに救いの手を差し伸べた様子です．このように手に力を入れることができるようになると，その力を利用して上体部を持ち上げるほどの筋力を発揮できるようになります．そのため，他人の手（もしくは壁面の手すり）につかまることができると，その反作用が使えるので，立ち上がれます．

　図1.7は人の手を借りましたが，人の手のかわりに壁に手すりがあるなら，その手すりにつかまっても同様に立てます．図1.7に示したように，座位のあなたに手を差し伸べない限り，上体姿勢を崩さずに立ち上がることはできません．そ

の理由は，図でわかるように臀部が座面から離れたとたんにこれまで椅子と両足で囲む広い範囲の支持基底面であったものが急に両足の狭い支持基底面に移るからです．図のようにあなたの重心は両足支持基底面の後方に位置していますので，この状態では膝関節が発揮する力がいくら大きくても身体は後方に倒れてしまいます．このように重心位置が支持基底面から外れてしまうと立つことはできないのです．いずれにしても，上体の重心を支持基底面内に移動させることが立つために大切な役割を果たしていることがこの実験からわかります〔第3章の力の作用・反作用，力のベクトル，重心，支持基底面，姿勢の安定・不安定を参照してください〕．

**《実験8》** この図1.8の場合は，両足の支持基底面内に上体の重心を移動させ，その位置を保持できますので，容易に立ち上がれます〔第3章の重心，支持基底面を参照してください〕．

**《実験9》** 物体に外力が働かないかぎり，動いている物体はいつまでも運動状態を続け，止まっている物体はいつまでも静止状態を続ける性質を慣性といいます．例えば，氷の上に物体を置きそれに力を加えると摩擦が小さいので簡単に動きます．氷上で動いた物体は永遠に動き続けることはできずにいつかは止まります．それは氷といえども物体との間に摩擦があるからで，その摩擦力が運動を邪魔して物体を止めるのです．もうひとつ止まる原因に物体と空気との間に摩擦があるからです．氷上を動く物体は見かけ上，いつまでも動き続けるような振る舞いをします．しかし，動いている物体には「物体と氷との間の摩擦力，物体と空気との間の摩擦力」があるのでその摩擦力がブレーキの役割を果たしいつかは止まります．

　逆に止まっている物体は，それに力を加えない限り止まり続けます．これを動かそうとするとこの物体に力を加える必要があります．小さな物体であってもそれに糸をつけて，その糸を急激に引っ張るとその糸は切れます．物体に糸を結びその糸を急激に引っ張ると大きな力が糸と物体に同時にかかるでしょう．ところが静止している物体はいつまでも止まろうとする性質がありますので，その物体が動く前に糸のほうが引張り力に耐えられず切れてしまいます．以上は「慣性」

が持つ性質です。

　図1.9(a)，図1.9(b) ともに重りを天井から糸でつりさげています。天井側の糸には物体の重量（力）が常にかかっています。図 (a) のようにゆっくり糸を下方に引くと，上側の糸には重りの重量（力）に加えて下側の糸を引く力が合わさって徐々にかかります。上側糸が切れるまでこの力を増していきます。よく見ると下側糸はリングを引く力だけがかかりますが，上側の糸にはリングを引く力に加えて重りの重量が加算された力がかかっています。つまり，上側糸にかかる力は下側糸の力より大きいのです。そのため上側糸が先に切れるのです。

　急に糸を引く図1.9(b) の場合を考えます。上側の糸を切らない限り重りは落下しません。仮に落下中であってもその重りの動きより速く下側糸を引くことができれば，その糸に引張り力はかかります。下側糸を引く力が大きければ，落下中であっても下側の糸は切れます。図1.9(b) の場合は，上側糸は切っていませんので重りは落下しません。動きのない物体はいつまでも止まり続けるという性質を利用して，下側糸を急激に引けば，重りは止まり続けようとしますので，下側糸に大きな力が作用して下側糸は切れます。もちろん図1.9(b) の重りにも下側糸を通して下側糸と同じ大きさの力が伝わります。重りを通して上側糸にも力は伝わりますが，重り自身が止まり続けようとしていますので，重りが上側糸への力の伝搬をこばみます。そのため，下側糸の力は上側糸の力より大きいために下側糸が切れるのです。こうして，下側糸には大きな力が作用し，その力に耐えられずに下側糸が切れるのです〔第3章の図3.31の説明を参照ください〕。

《**実験10**》　図1.10の実験と説明のところで述べたように，この実験は摩擦力と慣性に関係しています〔図3.31と図3.32の説明および第3章の「慣性とは」を参照ください〕。

# 第4章

# 看護・介護の姿勢・動作とボディメカニクス

## 4.1 看護・介護に役立つ基礎ボディメカニクス

　仕事のため，生活のため，運動のため，遊びのため，身体を動かさないときはありません。この動きに関わるあらゆる人間の活動がボディメカニクスに関係していることは，前章までに述べました。例えば，スポーツにおいては，あまり疲労せずに勝負に勝つという効率のよい姿勢や動き方をしています。それは，身体運動に対して重心を低くするとか，テコの原理を応用するといったことでした。看護・介護に関していえば，患者をベッドから車椅子へ移乗するとか，枕元からずれた仰臥位の患者を持ち上げたり，移動したりするという介助動作があります。この場合，介助者がとる姿勢や動き方が大切です。患者を持ち上げるときに支持基底面を広く取り，姿勢を安定に保つべきです。そして，動きに配慮した適切な速度で行い，負担軽減と腰部障害を起こす可能性を減らすべきです。

　看護・介護の作業を考えると，身体を動かせない，あるいは動けない患者や利用者の介助は，肉体的にも精神的にも大きな負担です。特に，肉体的負担から見ると，その多くは介助者が力を発揮するときの力学に関わる場面です。患者が自力で体位変換や移動できる場合もありますが，介助を必要とする場合は，介助者が患者の身体に触れ，力を出します。このとき，普通には素手で患者に触れ，抱き起こしたり，ストレッチャー・ベッド・車椅子などに移乗したりします。このような日常の看護・介護業務の中で，力学に関わるボディメカニクスについて考えることにします。本章で示す図の各所に矢線を入れてあります。その矢線は，看護師（患者）が作業を行うために力を発揮していることを示します。

## 4.2　腰痛を起こす要因と予防

　腰痛を発症するには，何らかの原因があります。その原因をよく理解し，腰痛を起こさない工夫を述べます。

### (1)　腰痛を起こす要因はいろいろ

　腰痛発症の要因は，いろいろあります。その要因のひとつに，人の骨盤の傾きが不安定な構造になっていることが挙げられます。人の骨盤は前に約30度傾いていて，その傾いた骨盤の上に重い上体が乗っています。重い上体を傾いた骨盤が支えているため，腰（腰椎）の負担は大きく，それが腰痛になる要因だと考えられます。また，重い上体を前傾させて介助する機会が多いことも，腰（腰椎）への負担を高めています。

　看護・介護者が脊柱障害を起こす要因は，図4.1に示すようにいろいろあります。これらの要因をよく見ると，看護師側の判断ミスも多いように思われます。例えば「患者を持ち上げる場合に，適切な人数・配置でなかったため」という場合は，適切な人数・配置の確保に誤算があったということです。また「身体より離れた場所に持ちあげるべき患者や物があったため」という場合は，患者や物を自身の身体に近づけてから持ち上げるのを怠ったためです。患者や物を身体に近づけておけばよかったと後で気がついても，事故が起こってからでは手遅れです。忙しいとか急ぐという場合もあるでしょうが，自身の身に障害を被って，1週間なりそれ以上の日数を欠勤とする方が問題は大きく，まわりにも多大な迷惑をかけます。図4.1の各要因をよく見みると，判断を誤らなければ予防できた場合も多いようです。判断を見誤らないようにするためにも，ボディメカニクスの理屈とその技術を習得をしておくことが必要です。

図の中心:「脊柱障害を起こす要因」

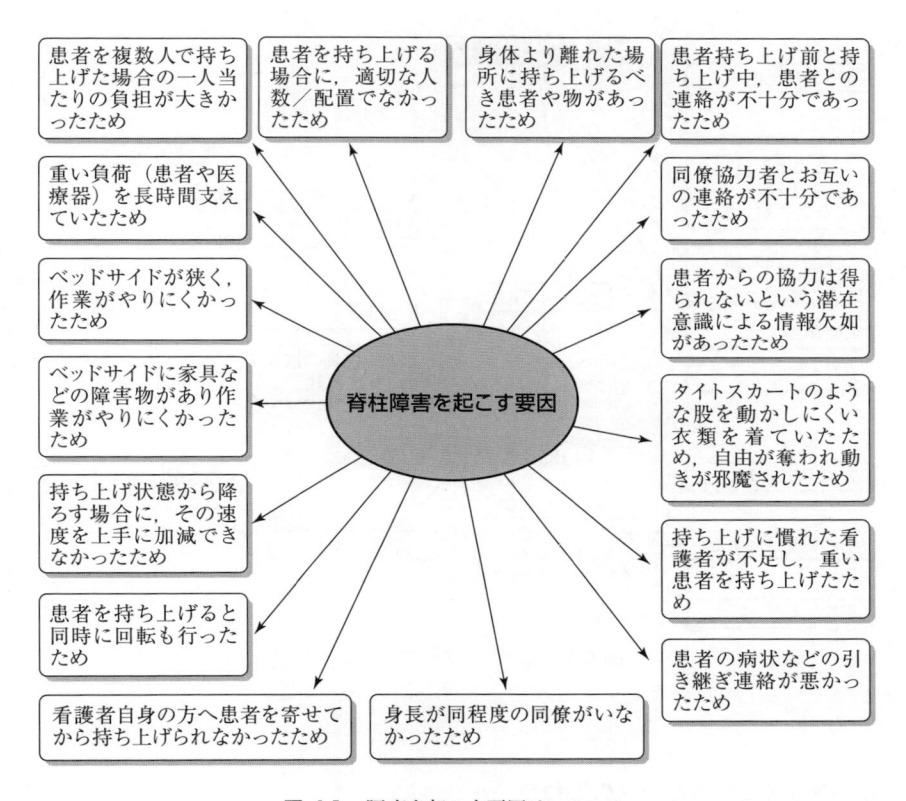

周囲の要因:
- 患者を複数人で持ち上げた場合の一人当たりの負担が大きかったため
- 患者を持ち上げる場合に，適切な人数／配置でなかったため
- 身体より離れた場所に持ち上げるべき患者や物があったため
- 患者持ち上げ前と持ち上げ中，患者との連絡が不十分であったため
- 重い負荷（患者や医療器）を長時間支えていたため
- 同僚協力者とお互いの連絡が不十分であったため
- ベッドサイドが狭く，作業がやりにくかったため
- 患者からの協力は得られないという潜在意識による情報欠如があったため
- ベッドサイドに家具などの障害物があり作業がやりにくかったため
- タイトスカートのような股を動かしにくい衣類を着ていたため，自由が奪われ動きが邪魔されたため
- 持ち上げ状態から降ろす場合に，その速度を上手に加減できなかったため
- 持ち上げに慣れた看護者が不足し，重い患者を持ち上げたため
- 患者を持ち上げると同時に回転も行ったため
- 患者の病状などの引き継ぎ連絡が悪かったため
- 看護者自身の方へ患者を寄せてから持ち上げられなかったため
- 身長が同程度の同僚がいなかったため

**図 4.1** 腰痛を起こす要因はいろいろ

## (2) 腰痛予防のいろいろな方法

図 4.2 は，腰痛予防の方法をまとめたものです。各項目をよく見ると教育・訓練の重要性，環境の整備や扱う対象にあらかじめ手を加えておくことの重要性がわかります。つまり，腰痛発症の要因を理解し，それに対する自身の行動の取り方を考えることによって，腰痛はある程度予防が可能です。個人ではなかなか実行できないかもしれませんが，グループで話し合いをするとか，学習・訓練をすることによって予防が可能です。

図 4.2　腰痛防止のいろいろな方法

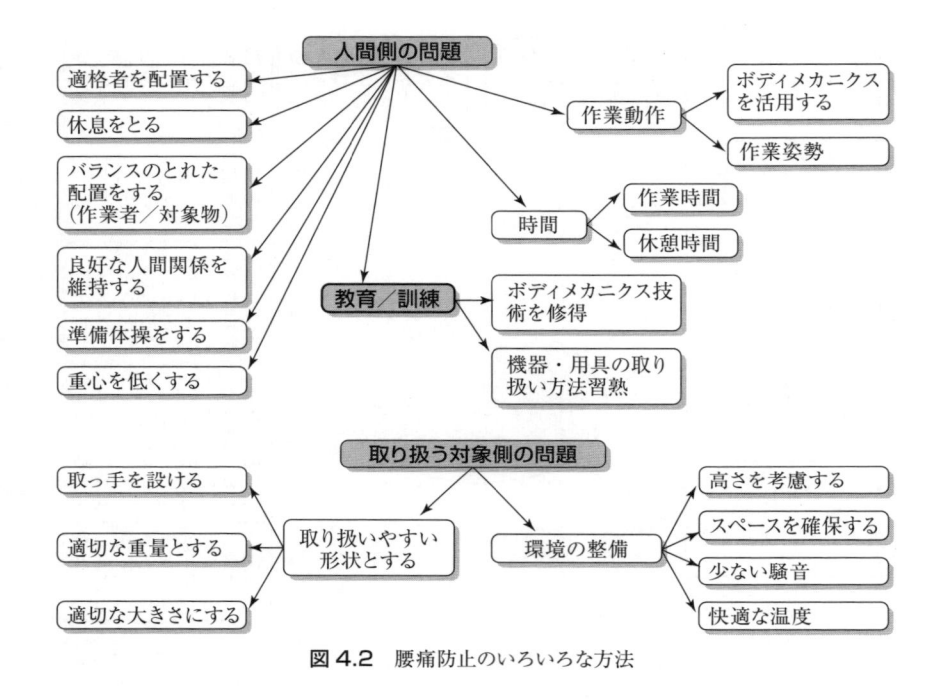

## (3) 看護師と患者とモノの関わり

　看護師は患者のケアを主たる業務としています。しかし，今では各種ハイテク医療機器の発達により，患者に直接に向き合い，肌に触れて看護・介助するという機会が少なくなったような気がします。バイタルサインデータの取得においても，便利な測定器具が各種開発され，実用されています。こうした機器・測定用具類などはモノです。モノの使い方を誤ると重大な事故になります。図 4.3 は看護業務が「看護師」と「患者」と「モノ」に関わっていることを示します。それらとの関係にも着目し，その重要性について配慮する必要があることを，この図は示しています。

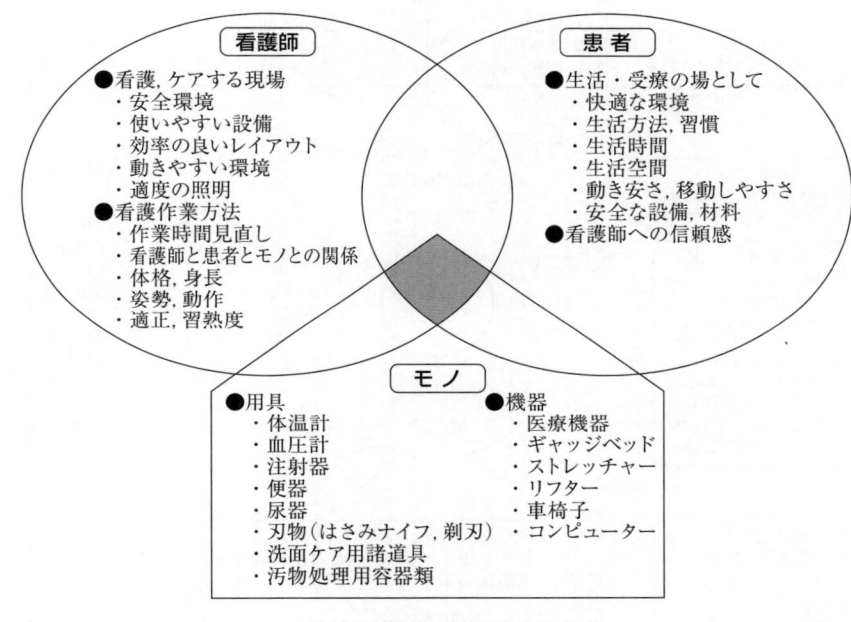

```
        ┌──────────┐              ┌──────────┐
        │  看護師  │              │  患 者   │
     ●看護,ケアする現場         ●生活・受療の場として
      ・安全環境                 ・快適な環境
      ・使いやすい設備           ・生活方法,習慣
      ・効率の良いレイアウト     ・生活時間
      ・動きやすい環境           ・生活空間
      ・適度の照明               ・動き安さ,移動しやすさ
     ●看護作業方法               ・安全な設備,材料
      ・作業時間見直し          ●看護師への信頼感
      ・看護師と患者とモノとの関係
      ・体格,身長
      ・姿勢,動作
      ・適正,習熟度
                    ┌──────────┐
                    │  モ ノ   │
                ●用具         ●機器
                 ・体温計       ・医療機器
                 ・血圧計       ・ギャッジベッド
                 ・注射器       ・ストレッチャー
                 ・便器         ・リフター
                 ・尿器         ・車椅子
                 ・刃物(はさみナイフ,剃刃) ・コンピューター
                 ・洗面ケア用諸道具
                 ・汚物処理用容器類
```

**図 4.3** 看護師と患者とモノとの関わり

## (4) 体位変換

図 4.4 は体位変換を行うとき,それに関係する事項について整理した図です。体位変換を行うのですから,看護師は何らかの形で患者の身体の一部に手を触れて力を出します。このとき看護師は,手・腕・上体・腰・脚と全身を使います。例えば,患者の足を持ち上げる程度だったら,肩から先の腕と手先の操作で済みます。しかし,ベッド端に座位である患者を持ち上げて車椅子へ移乗させるような動作であれば,脚部の大きな筋肉を使うことになるでしょう。こうした手・足の協調した運動には,第 3 章で述べた力学の問題が関わってきます。

以上は力学(物理学)的な問題です。しかし,体位変換は相手が患者という弱者ですから,気配りも必要です。すると自身の心理や患者の心理が関係してきます。さらに,体位変換において呼吸を合わせるとか,力の入れ具合,動かす速度

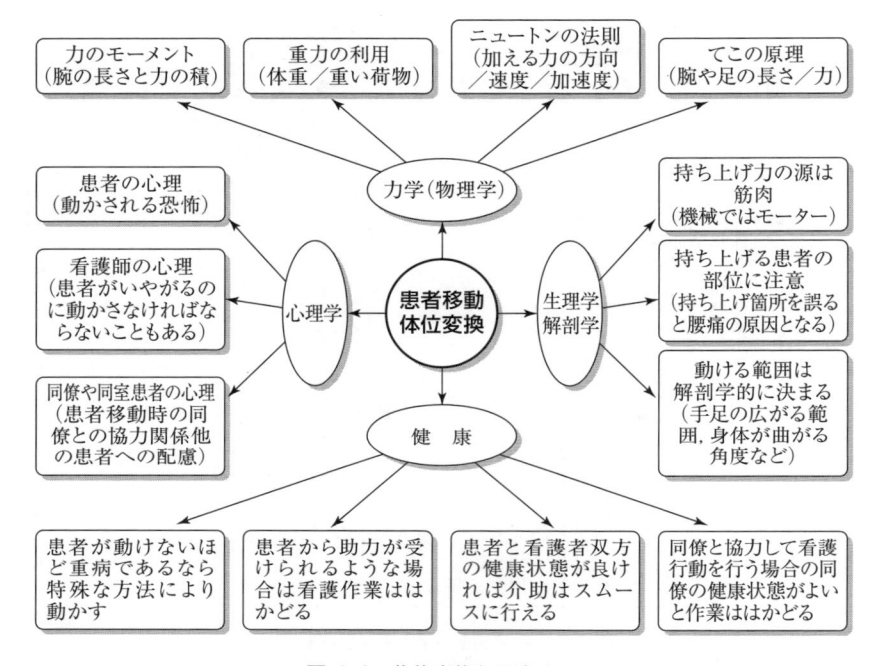

**図4.4** 体位変換と関連分野

などについて考えると，生理的学的あるいは解剖学的な事項も関係してきます。そして，何よりも大切なのは，看護師の健康です。看護師の健康状態がよくないまま患者の介助をすると，うまく力が入らないとか，思うように動かせないということになりかねません。このように考えると体位変換には，介助者と力学・心理学・生理学・解剖学・健康などの各分野が関わっていることがわかります。

### (5) 重量物持ち上げのボディメカニクス

図4.5は，重量物持ち上げのボディメカニクスをまとめたものです。重いものを動かしたり持ち上げたりする場合，その動作をこのようにすると「よい」ということを整理したものです。

重い物を持ち上げる場合の正しい方法をまとめると，次の①〜⑩のようになり

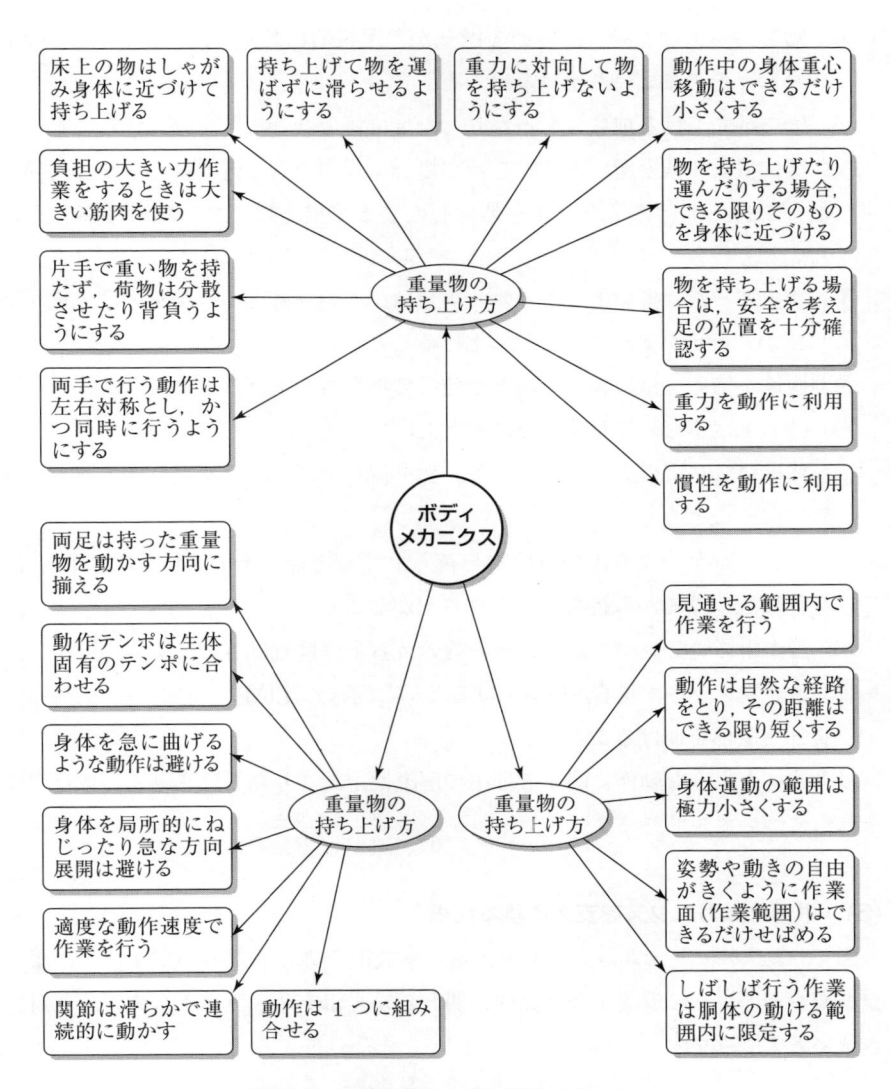

## 重量物の持ち上げ方（中心：ボディメカニクス）

- 床上の物はしゃがみ身体に近づけて持ち上げる
- 負担の大きい力作業をするときは大きい筋肉を使う
- 片手で重い物を持たず，荷物は分散させたり背負うようにする
- 両手で行う動作は左右対称とし，かつ同時に行うようにする
- 持ち上げて物を運ばずに滑らせるようにする
- 重力に対向して物を持ち上げないようにする
- 動作中の身体重心移動はできるだけ小さくする
- 物を持ち上げたり運んだりする場合，できる限りそのものを身体に近づける
- 物を持ち上げる場合は，安全を考え足の位置を十分確認する
- 重力を動作に利用する
- 慣性を動作に利用する

## 重量物の持ち上げ方

- 両足は持った重量物を動かす方向に揃える
- 動作テンポは生体固有のテンポに合わせる
- 身体を急に曲げるような動作は避ける
- 身体を局所的にねじったり急な方向展開は避ける
- 適度な動作速度で作業を行う
- 関節は滑らかで連続的に動かす
- 動作は1つに組み合せる

## 重量物の持ち上げ方

- 見通せる範囲内で作業を行う
- 動作は自然な経路をとり，その距離はできる限り短くする
- 身体運動の範囲は極力小さくする
- 姿勢や動きの自由がきくように作業面（作業範囲）はできるだけせばめる
- しばしば行う作業は胴体の動ける範囲内に限定する

**図4.5** 重量物持ち上げのボディメカニクス

4.2 腰痛を起こす要因と予防

ます。
① 物を持ち上げる場合，関節を滑らかで連続的に動かし，約 10kg 以上の重さなら，そのまま持ち上げないこと
② 物を持ち上げる前に，しっかりした足位置であることを確認すること
③ 腰位置より低い所にある物を持つ場合，背中を真っ直ぐにし，膝と腰部を曲げて持ち上げること。膝を伸ばしたままで前方に上体を曲げて持ち上げないこと
④ 物を持ったり拾い上げたりする場合は，その物に近づき足を広げ，地面でしっかりと足を支えてから持ち上げること
⑤ 腹筋を締め，足の大きな筋肉を使って物を持ち上げること
⑥ 持ち上げるために身体を急に引き上げないこと
⑦ 体はねじらずに立ち上がること。物を持ち上げる際，両足は常に前方へ向けておくこと
⑧ ベッドやテーブル上の重い物を持ち上げる場合，まずそれを端に滑らせ，身体に近づけてから持ち上げ，立ち上がること
⑨ 腰が耐え得るレベル以上に重い物の持ち上げは避けること
⑩ 重い物を下ろす場合，持ち上げるときと同様に足位置を定め，腹筋を締め，腰部と膝部を曲げること

以上述べたような動作に関する理由の解説は，あまり見かけません。本章ではそれらについて説明します。

## (6) ボディメカニクスを支える基本技術

図 4.6 は，ボディメカニクスを支える基本技術をまとめたものです。このような技術がどのように看護・介護動作に関わるかをボディメカニクスの理論と対応させて考えてみます。

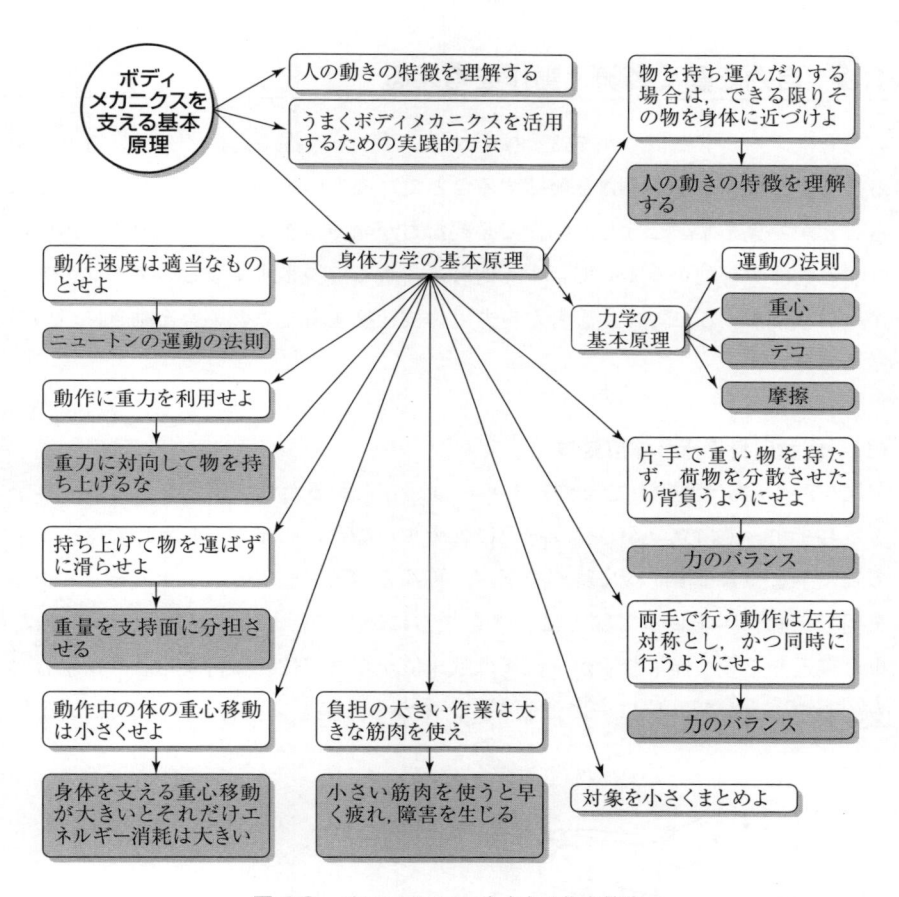

```
                                    ┌─ 人の動きの特徴を理解する
          ボディ
         メカニクスを ─┤
         支える基本     └─ うまくボディメカニクスを活用
          原理              するための実践的方法
```

図の内容:

- ボディメカニクスを支える基本原理
  - 人の動きの特徴を理解する
  - うまくボディメカニクスを活用するための実践的方法

- 身体力学の基本原理
  - 動作速度は適当なものとせよ
    - ニュートンの運動の法則
  - 動作に重力を利用せよ
  - 重力に対向して物を持ち上げるな
  - 持ち上げて物を運ばずに滑らせよ
  - 重量を支持面に分担させる
  - 動作中の体の重心移動は小さくせよ
    - 身体を支える重心移動が大きいとそれだけエネルギー消耗は大きい
  - 負担の大きい作業は大きな筋肉を使え
    - 小さい筋肉を使うと早く疲れ、障害を生じる
  - 物を持ち運んだりする場合は、できる限りその物を身体に近づけよ
    - 人の動きの特徴を理解する
  - 力学の基本原理
    - 運動の法則
    - 重心
    - テコ
    - 摩擦
  - 片手で重い物を持たず、荷物を分散させたり背負うようにせよ
    - 力のバランス
  - 両手で行う動作は左右対称とし、かつ同時に行うようにせよ
    - 力のバランス
  - 対象を小さくまとめよ

**図4.6** ボディメカニクスを支える基本技術

4.2 腰痛を起こす要因と予防

## 4.3　自力で動く姿勢・動作を考える

　患者は，ベッド柵につかまる，杖をつく，手すりを握る，椅子や壁に寄りかかる，というような小さな力を発揮することで，姿勢の維持を図り，バランスを取ることができます。こうした動作で必要な力が発揮できないと，立ったり歩いたりする動作・行動がうまくできず，倒れる，滑る，つまずくなどのアクシデントが起こります。ここでは，患者が自力で体位変換するための姿勢と動きについて考えてみます。

### (1)　患者自身で行う体位変換

　図 4.7 は自力で寝返りをうつ，あるいは起き上がるために準備をしている様子を示します。逆に立位からベッド上に臥床する場合は，まず，しゃがんでベッドの端に手をつきます。次に腰部を下げ，臀部をベッドに下ろします。そして上体を回転させ，手を使って徐々に上体を後ろに倒して行きます。図 4.7 の場合は，単に寝返りをうつ様子ですが，例えば臥床位から端座位に移行するような場合にも，このような側臥位に一度体位を変えてから，座位に移行します。この図 4.7

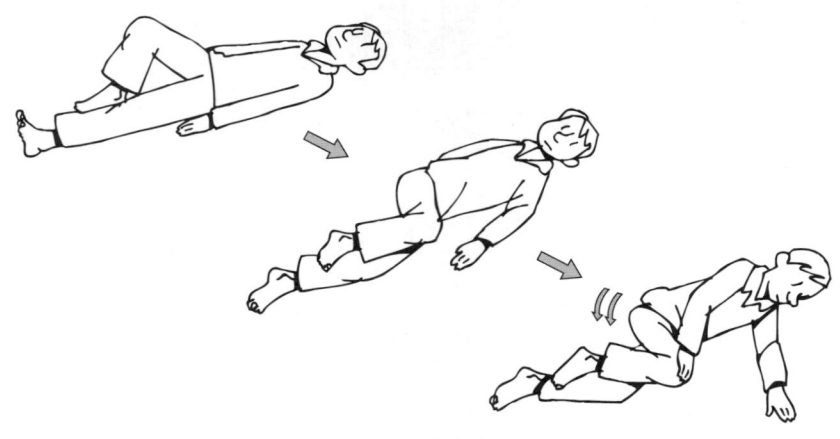

**図 4.7**　寝返りをうつ姿勢

のような寝返りだけでも，足を持ち上げる，下肢をひねる，右手に力を入れるなど，力を入れながら体位を変換しています。このとき，足や手を置く位置や力の入れ方によって寝返り，あるいは起き上がりの良否は決まります。計算では求められない身体部位の位置や力の入れ具合を，私たちは毎日意識することなく行っています。

### (2) 車椅子からベッドへ自力で移乗

図4.8は，車椅子からベッドに自力で移乗する様子を示します。この図ではトランスファーボードというよく滑る板を車椅子とベッド間に渡し，その上を患者が滑るようにして移動していきます。このトランスファーボードがなかったらどのように移乗するでしょうか。そのやり方は患者によって異なるでしょうが，健常な両手で大きな力を出さなければならないことは，容易に推測がつきます。トランスファーボードがあれば，臀部をボードに乗せ，その上を滑るようにして身体をベッドへ移動すればよいので用具の有効性が理解できます。

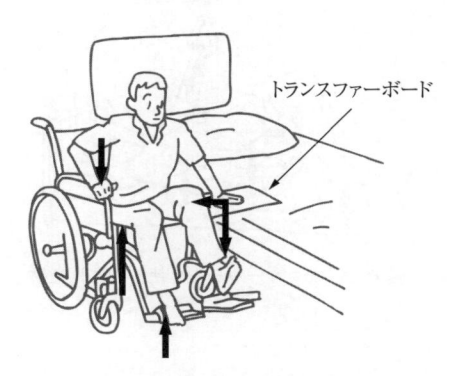

**図 4.8** 車椅子からベッドへ自力移乗

### (3) モンキーポールを使って自力で便器交換

図4.9は，通称「モンキーポール」と呼ばれる用具を利用して，自力で体位変換を行っている様子を示します。これは，頭部上のベッドから電車のつり革のように取っ手を吊り下げている補助用具です。図のように取っ手につかまり，臀部を挙上する助けにしたり，枕元へ移動する場合の補助に使います。場合によっては，起き上がりの補助に使うこともできます。これは日本では整形外科の病院で見かけることがあります。イギリスでは患者が要望すればオプションで取り付けてくれるようです。

図4.9の姿勢を見ると，両足と肩部・頭部がベッドに接触していて，脚部・腰部・腹部の各筋力を使ってブリッジを形成しています。下腿を垂直に立てれば楽になりますし，そのようにしないと負担が大きいこともわかります。このように足を置く位置や，モンキーポールの有無によって，1人で体位変換するときの負担軽減が可能です。これもボディメカニクス原理の応用です。

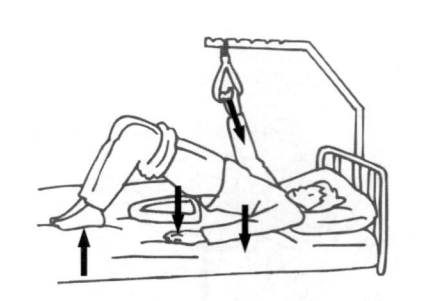

**図4.9** モンキーポールを使って便器交換

## 4.4 看護師の日常業務を考える

　看護師の日常業務は多岐にわたります。その一端をボディメカニクス的に考えてみましょう。

### (1) 看護師と患者の距離

　図 4.10 は看護師と患者の距離です。図 (a) はお互い触れていませんが，図 (b) は車椅子という物を介して患者に触れています。単に情報伝達を行う場合は，直接患者に触れる必要はありませんので，看護師は力を出しません。図 (b) のように物や患者に触れたとたんに，看護師は何らかの力を発揮します。車椅子支援では，看護師は車椅子を押して患者を目的の場所へ移動します。病院内の廊下のように平らな場所ではあまり力を要しませんが，院外へ散歩に出たりすると，段差があったり，小石に車輪があたったりする場合もあります。そうすると平地移動に比べ，大きな力を発揮せざるを得ないときもあります。その場の状況に応じて，車椅子を傾けるなど障害物を避けるような行動をとるかもしれません。このような場合，一瞬の車椅子操作ですが，これまでの経験と勘を使い，遭遇した困難を乗り切ります。力学の理屈が分かっていれば，このような場面に出会っても対処の仕方を考え，その場を切り抜けることができます。

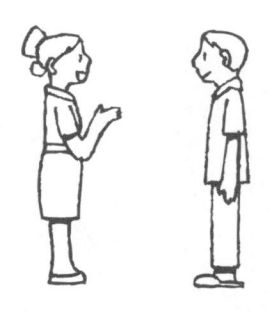

(a) 看護師は患者に触れていない　　(b) 看護師は患者に物を介して触れている

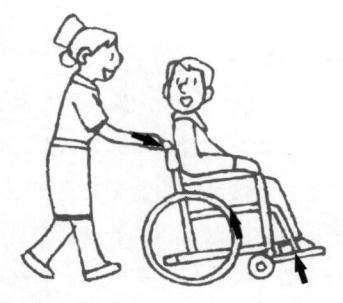

**図 4.10　看護師と患者の距離**

## (2) 看護師と患者間の距離ゼロ

図 4.11 は仰臥位の患者を抱き起こして長座位に体位変換する場面で,看護師と患者の距離はゼロです。この場合は,患者の肩部に手を当て力を入れ,起き上がらせるでしょう。しかし仮に,胴体と頭が一体になっている"モノ"なら,頭部の位置に手を当てて起こせば力は小さくて済みます。その理由は,腰部(回転中心)から手に力を入れる部分までの距離(腕の長さ)が,肩部に手を当てるよりも長くなるからです。つまり,腕の長さが長いほど抱き起こそうとする能力(力のモーメント)は大きくなるというボディメカニクスの原理があるからです。しかし,人間は頭部と胴体部は結合された一体物ではないので,頭部ではなく肩部に手を当てて起こす必要がありますので,それなりの力は必要です。

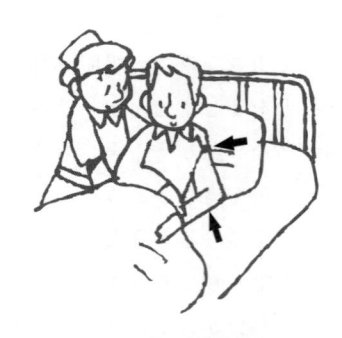

**図 4.11** 看護師と患者間の距離ゼロのボディメカニクス

## (3) 食事準備

図 4.12 は,食べものが盛られた食器類を乗せたお盆を患者にサービスしている様子です。看護師がお盆を支えている手の様子を見てください。看護師の目の前にお盆を置くならば,それほど肩部に負担はありません。しかし,図のように体幹から遠い位置に置くと負担は増しま

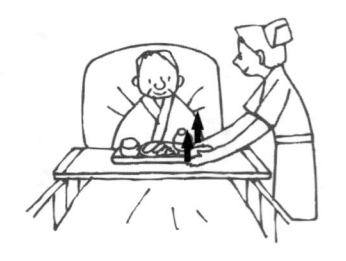

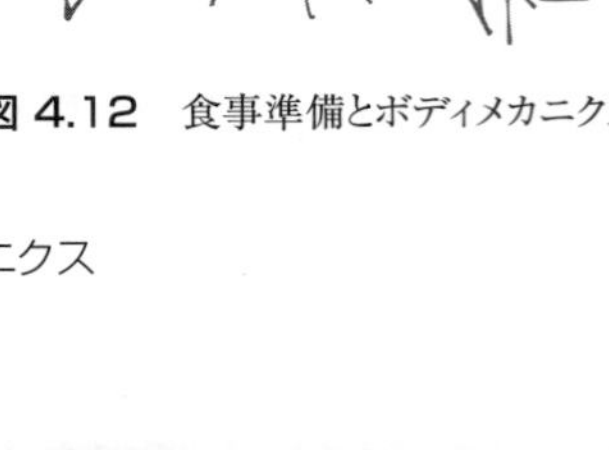

**図 4.12** 食事準備とボディメカニクス

す。例えば、一度お盆を手前に置いて、それから滑らすのであれば負担は小さくなります。ただ、この動作は一瞬ですのでそれほど負担にはならないでしょう。ところが、患者の目の前でお盆を持ったまましばらくじっとしているというような事態が起こった場合、それは大きな負担となります。その理由は、やはりお盆と肩までの距離、つまり腕の長さが長いからです。そのため力のモーメントが大きくなり、肩部に大きな負担を被ることになるのです。

### (4) 患者に触れない看護支援作業

看護業務は、患者に直接触れ、会話してケアすることが多いでしょうが、その他にも患者の診断・病状データ整理・処理、打ち合わせ、ベッドメーキング、掃除など、医療行為以外の雑務も沢山あります。

### (5) 看護・介護業務打ち合せ

図 4.13 は医師との打ち合わせです。この場合、力学的負担はありません。あるとすれば、医師からの厳しい申し出による精神的な負担があるかも知れません。

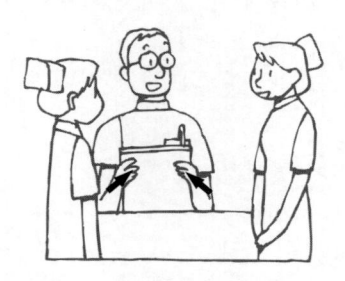

**図 4.13** 看護・介護業務打ち合わせ

## (6) 環境整備

図 4.14 は環境整備の例として身近な，病室の掃除風景です。掃除にはトイレのように狭い空間，窓ふきのように高い所，重いベッドの移動など，掃除に関係して雑多な姿勢を強いられます。汚れている箇所がきれいになるということで，気持ちはいいかもしれません。しかし，汚い所，狭い所，重量物の移動など，看護師にとって掃除は，力学的負担と精神的負担が強いられます。

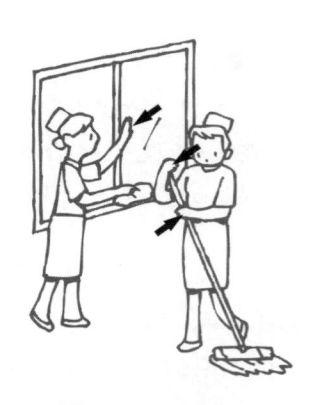

**図 4.14** 環境整備（窓ふき・床掃除）とボディメカニクス

## (7) ベッドメーキング

図 4.15 はベッドメーキングの様子です。この作業には，図のように重いマットレスを持ち上げる動作もあり，低いベッドのために前屈しながらの作業になります。そのため，自分自身の姿勢のあり方，足の位置など，ボディメカニクス技術を応用した方がよい場合が沢山あります。作業手順を誤ると，何度も厳しい姿勢を強いられ，負担が増加します。

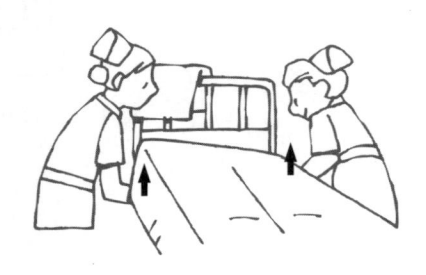

**図 4.15** ベッドメーキングとボディメカニクス

## (8) 看護業務時の姿勢・動作を考える

看護師は，患者の腕や足を持つ・握る，身体を引く・押す，立たせる・座らせる，抱える・抱く，ずらす・移動する，持ち上げ移動する，移乗する，かがむ・しゃがむ，薬品・書類など重量物を持ち上げる・移動する，など多岐にわたる姿勢・動作を行います。

また，医療行為に注目すると，注射・点滴，ピンセット・ハサミの操作，ガーゼ交換・包帯巻きなど，力をあまり要しない精密・緻密な操作，正確さが求められる作業も沢山あります。

以上述べたような看護支援の動作は，看護師が何らかの形で力を出さない限り，治療や介助の目的を達成することはできません。このように看護師が力を出すあらゆる看護行為にボディメカニクス（力学）を応用すれば，看護作業の負担を軽減でき，腰痛予防に役立ちます。

## (9) 食事介助

図 4.16 は食事支援の様子です。看護師は手の使えない患者の口元へ食物を運んでいます。スプーンや茶碗は重いものではありません。しかし，図のように腕を伸ばしているという点に注目してください。この図のような姿勢をいつまで続けることはできません。これも力のモーメントということを考えると，前腕をそう遠くに延ばせません。肘関節からスプーンまでの距離はゼロではありませんので，肘関節にはそれなりの力のモーメントがかかり，それが肘部の負担になります。

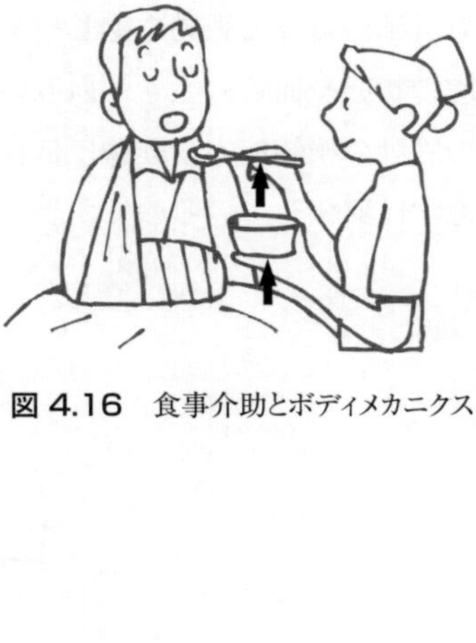

**図 4.16** 食事介助とボディメカニクス

## (10) 投薬介助

図 4.17 は薬を患者に飲ませる場面です。この場合，患者が薬を飲むことを理解し，口を開けてくれれば直ちに図のような姿勢は完了です。しかし，口を開かずに手こずらせるような患者の場合，薬を持つ手から肩部までの距離（腕の長さ）があり，ゆるやかながら前傾姿勢をいつまでも強いられます。そのため，看護師の肩部と腰部の力のモーメントが大きくなり，それらの部位の負担は増加します。

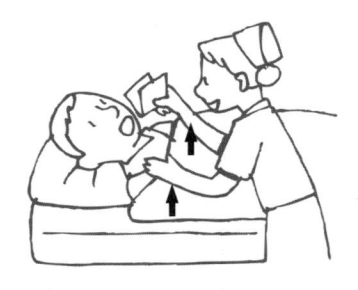

**図 4.17** 投薬介助とボディメカニクス

## (11) 脈拍測定（直接）

図 4.18 は血圧計を用いない脈拍測定風景です。この場合は看護師は患者の腕に指を当て，軽く力を入れています。力を入れることによって指先に血流の脈動が伝わりますので，その脈動が1分間にどのくらいかを測り，心臓が正常かどうかを調べます。このときの指の力（圧力）は強過ぎても弱過ぎても測定できず，看護師が自身で脈動を感じやすい力を加えています。この力の強さは，患者の皮膚の状態や血管の太さ，血液の濃さなどに影響されますから，この業務は看護師の脈動の検知能力や経験に依存します。このような微小な力の入れ方においても力学は関係しているのです。

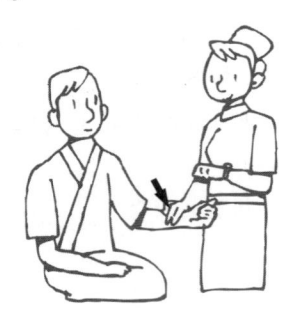

**図 4.18** 脈拍測定（直接）とボディメカニクス

### (12) 脈拍測定時の姿勢

　脈拍は，今では血圧計で手軽に測ることができるようになりました。脈拍測定時，看護師は患者が置かれた姿勢によって自身の姿勢を変えなくてはなりません。図 4.19(a) は患者が座位であるため，看護師は立位の楽な姿勢でマンシェットを巻くことができます。しかし，図 (b) のように患者が臥位である場合は，どうしても看護師は前屈を強いられます。この姿勢はこれまで何回も説明したように，自身の上体が腰部から前に出るので，腰部の力のモーメントが増大し，腰部に大きな負担が生じます。したがって，図 (b) のような姿勢は極力避けるべきです。

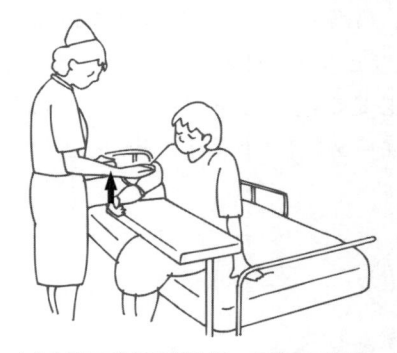

　　(a) 人間工学的改善を行い立位での測定 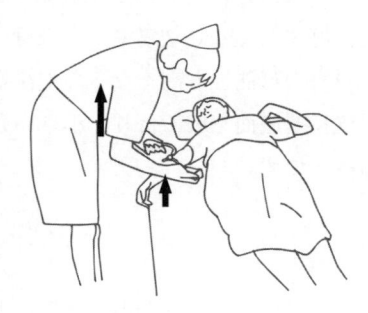　　(b) 看護姿勢の典型例（前屈姿勢）

**図 4.19**　脈拍測定時の姿勢とボディメカニクス

### (13) 履物介助

　図 4.20 は患者の履物介助の様子です。この場合も，看護師の前傾姿勢が良くないのです。このようなちょっとした介助で自身の脊柱に障害を起こすことがありますので，十分な注意が必要です。この場合，図 4.23(a) に示すように，腰を低くして，作業を行うとよいでしょう。

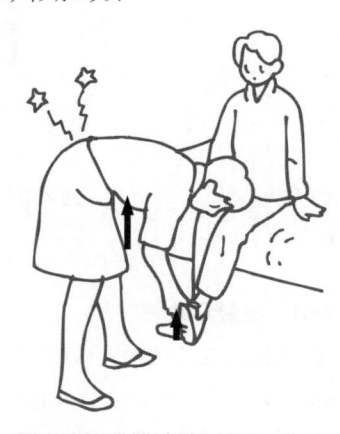

**図 4.20**　履物介助とボディメカニクス

## (14) 枕交換作業

　図 4.21 は患者の枕位置調整，あるいは枕交換作業です。人間の各部位の体重の割合を図 2.5（p.25）に示しました。それによると，頭の重さは体重の 8％です。仮に患者の体重を 60〔kgf〕とすれば，頭の重さは 4.8〔kgf〕となり約 5〔kgf〕です。この重さは頭部のみですが，普通には頸部を介して頭と体幹とはつながっているので，5〔kgf〕以上の重さになるでしょう。そして，持ち上げる姿勢を見ると，やや前傾していて，片手で持つ不安定な一瞬もあります。このように見ると，軽い頭部といえども，保持する場所に制約があります。さらに患者はベッド端より中央部分に寝ているでしょうから，看護師は片手，前傾姿勢で頭部を持つなど，好ましくない姿勢をとります。患者との位置関係によって負担は大きく，腰部障害の可能性も高くなるので注意が必要です。ボディメカニクスの原理を考え，支持基底面を広くとり，小さい力のモーメントで作業するということを心がけるべきです。

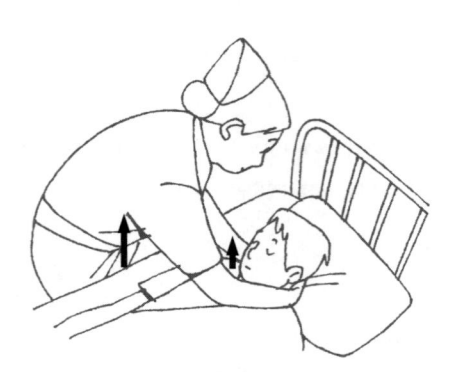

**図 4.21**　枕交換作業とボディメカニクス

## (15) 洗髪介助

　図 4.21 は枕交換のために，頭部を持ち上げました。図 4.22 は洗髪のために頭部を持ち上げ，さらに髪の毛を洗うという困難な作業を行っている様子です。この作業では，片手で頭部保持，他方の手で洗髪をしますので，どうしても姿勢の

不安定さが心配です。しかも，洗髪に水を使いますので，気配りも必要です。この図では見えませんが，足部を広げ，支持基底面を大きくとり，安定させた姿勢をとるべきです。そして，中腰を補うようベッド端に身体を当て，上体の安定化を図りましょう。以上述べたように，洗髪介助は片手の頭部保持と他方の手の洗髪作業を両立させるという，負担の大きい作業となるので注意が必要です。

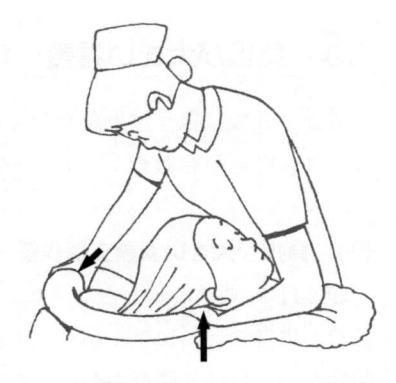

図 4.22　洗髪介助とボディメカニクス

### (16) 足浴介助

図 4.23 は足浴介助の様子を示します。この場合も水を使いますので，それなりの気配りが必要です。図に示す介助者の姿勢のように，足を洗っている最中の姿勢が大切です。水を扱っているために思わぬハプニングが起こると，この姿勢を崩し，急に体位を変えたりすることも考えられます。そのような場合に，腰部障害を被ることが考えられますので，注意が必要です。

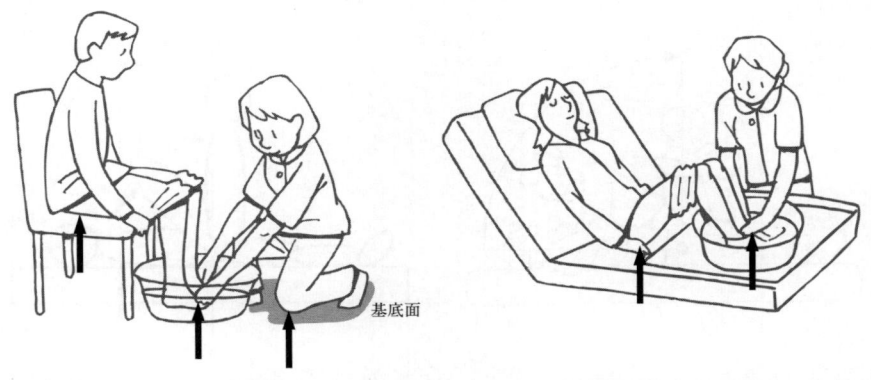

基底面

(a) 足浴時の作業姿勢（椅子に座った場合）　　(b) 足浴時の作業姿勢（ベッド上臥床者の場合）

図 4.23　足浴介助とボディメカニクス

4.4　看護師の日常業務を考える

## 4.5 負担が大きい看護・介護動作を考える

　看護・介護は扱う対象が介助を必要とする人間です。そのため幅広いボディメカニクスの応用を考え，工夫し，実行に移す必要があります。

### (1) 負担が大きい看護支援作業

　図 4.11 にすでに示したように，仰臥位から長座位へ体位変換を行うには，介助者が患者のどこに手や腕を添えて力を入れればよいのか迷います。起き上がり開始時の上体は，腰を中心にした回転運動です。そのときの起き上がらせる能力（力のモーメント）を考えると同時に介助者の足配置にも注意する必要があります。図 4.24(a) は抱き起こし時の患者と介助者の姿勢を真横から見た図です。図 (b) に示すように患者が起き上がるときを模式図で考えると，図中の矢印で示したように介助者は，まず肩の部分 B に垂直力を加えるでしょう。起き上がるに従い，力を入れる方向を少しずつ変え，その大きさを徐々に小さくしていきます。起き上がった時点の A の位置では，肩を押す力は必要ありませんが，座位姿勢が不安定な患者であれば，その姿勢を保持するための力が必要です。

　患者を起こすために力を入れる場所は，回転中心である腰部からなるべく遠い

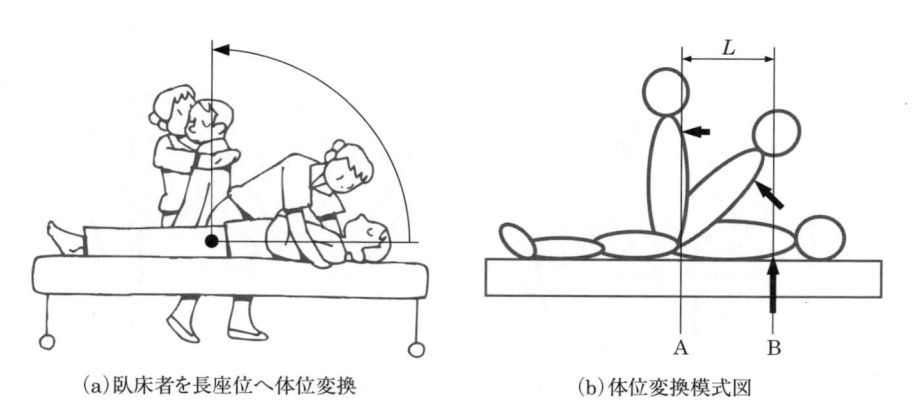

　　　(a) 臥床者を長座位へ体位変換　　　　　　　(b) 体位変換模式図

**図 4.24**　抱き起こし作業とボディメカニクス

方が力のモーメントを大きくでき，それだけ回転させる（起こす）能力は大きくなり，介助者の負担は少ないのです。図 (b) から明らかなように，力を入れる最初の位置は B 点でしたが起き上がるに従い，力を入れている位置は移動していき位置 A まで動きます。その移動距離があるため，介助者の上体姿勢を図 (a) のように，最初は斜めに前傾させ，患者が起き上がるに従い介助者の姿勢を起立状態に近づかせます。このとき，ゆっくり起こせば介助者の腰や腕にかかる力が持続し，負担は大きくなります。しかし，その反対に速く起こせば，患者側に不快感を与えることになります。

## (2) 臥床患者の抱き起こし時間は何秒が適切か？

臥床患者の抱き起こし速さをどの程度にすれば，患者と介助者にとって共に安楽かという実験を行ったことがあります。メトロノームの音を聞きながら，介助者が 1 秒〜5 秒まで 1 秒おきに模擬患者を抱き起こし，その都度両者の主観を聞きました。図 4.25 は，仰臥位から長座位への体位変換を行ったときの，患者側と介助者側の快・不快の主観調査の結果です。この結果を見ると，患者も介助者も約 3 秒で抱き起こし，抱き起こされるのが一番心地よいと答えています。この

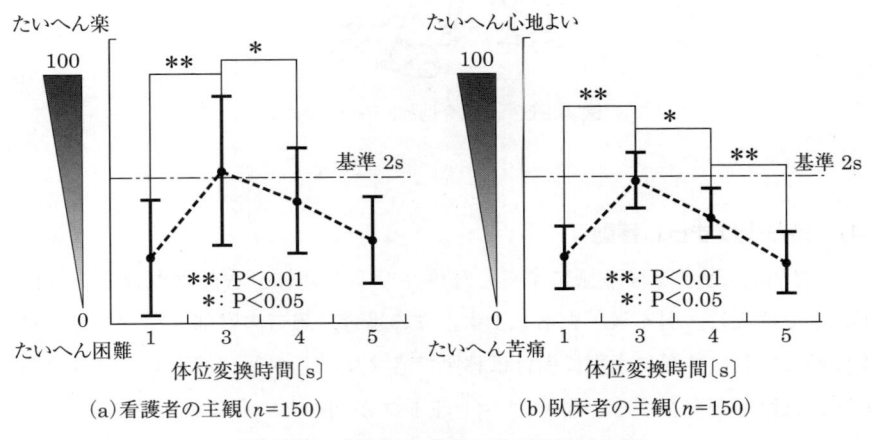

**図 4.25** 抱き起こし作業に要する時間と主観

(a) 看護者の主観 ($n=150$)　　(b) 臥床者の主観 ($n=150$)

** : $P<0.01$　* : $P<0.05$

基準 2s

ように，患者を抱き起こすという簡単な動作を見ても，患者の介護には，力の大きさ，力を入れる場所，患者の身体位置の変動，体位変換の速さなど，ボディメカニクス（力学）の応用が関わっています．

### (3) 立ち上げ

図 4.26 は，端座位にある患者を車椅子に移乗させるため，立たせようとしている場面です．この場合，患者に立ち上がる機能が残されているなら，患者の上体を手前にやや引いてから立位へ介助するのがよいでしょう．看護師は手に力（引く力と持ち上げる力）を入れますが，その反力は床反力に反映しますので，両足の支持基底面は広く取って，転倒など不慮の事故に備える必要があります．

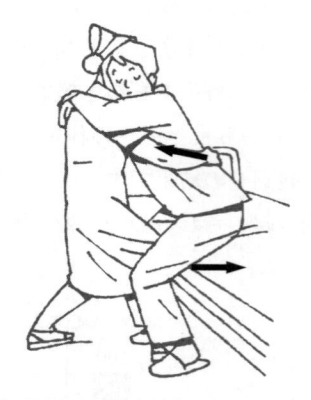

図 4.26　立位介助とボディメカニクス

### (4) 持ち上げずらし移動

図 4.27 は，患者を後ろ側にずらし移動させるために，看護師が背面から腋の下に手を挿入し，引く様子を示します．この場合，患者の臀部とベッドとの間に摩擦がなければ，単に水平に引けば移動できます．しかし，ベッドと患者の臀部の間には摩擦が存在すると同時に，マットレスが凹むという現象がありますので，図のように斜め上方に引くとよいことがわかります．持ち上げ方向に力を入れれ

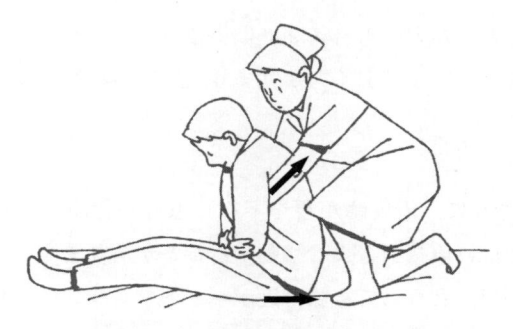

図 4.27　持ち上げ移動とボディメカニクス

ば摩擦力が減り，そうすることによって移動は楽になります。

## (5)　移動介助①

　図 4.27 は長座位の患者の移動でしたが，図 4.28 は仰臥位にある患者を移動する様子を示します。患者の背部にシーツが敷いてあるなら，図のようにシーツを手前に引けば患者は移動します。看護師がシーツを引くと同時に，自身の膝頭をベッドフレームに触れると，この膝にも力がかかります。こうすることによって，立位時の足から手までの距離（足を中心とした力のモーメントの腕の長さ）が膝から手までの距離（膝を中心とした力のモーメントの腕の長さ）に変わります。

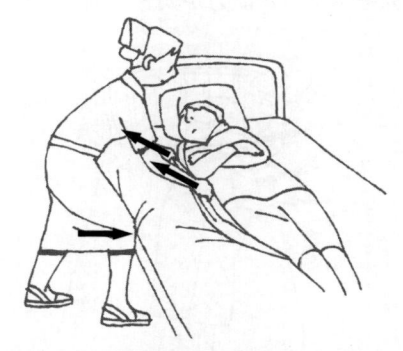

図 4.28　立位姿勢による移動介助とボディメカニクス

4.5　負担が大きい看護・介護動作を考える

そのため膝を中心とした力のモーメントは小さくなり，それだけ頑張りがきくようになります。こうして手で引く力が強まり，患者の移動は一層容易になります。

### (6) 移動介助②

図 4.29 に示すように，看護師が腰を下ろし患者の背面に両手を挿入し，指先を立てて患者を手前に直接引きよせ移動することがあります。この場合，図のように中腰になるので，どうしても膝付近がベッドフレームに触れ，引く力の反力をこの膝で受け止める必要が生じます。両手は引く力ですが，膝にはその反力が押す力として作用します。

図 4.28，図 4.29 でベッドに仰臥している患者をベッド端に引きよせる動作を示しました。このように引く力を出す場合の動作・姿勢をもう少し詳しく考えてみましょう。図 4.30(a) は起立したままで引く動作，図 (b) はやや中腰になって引く動作，図 (c) は腰を落とした状態で引く動作を示します。図 (a) は手を介して引いた力が肩にかかるので，その引張り力のために倒れないようにするには，足裏の摩擦力で頑張ります。図 3.1 で示したように，起立時に引っ張ることができる力は，体重のわずか 10% です。体重が 60〔kgf〕の人であれば，6〔kgf〕の力しか出せません。しかし，図 (a) では，肩から地面までの「腕の長さ」が長いので，肩にかかるわずかな引張り力でも大きな力のモーメントが作用します。つまり，足部を軸として回そうとする能力が大きく働き，小さな肩の力であっても

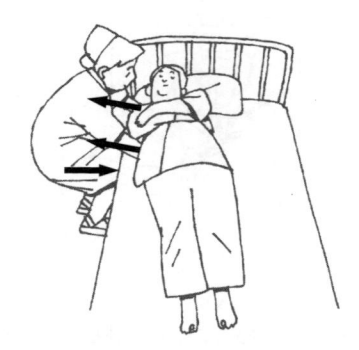

**図 4.29** しゃがみこみ移動介助とボディメカニクス

力のモーメント＝(引張り力)×(腕の長さ)

(a) 力のモーメント：大
［倒れやすい］

(b) 力のモーメント：中
［やや倒れやすい］

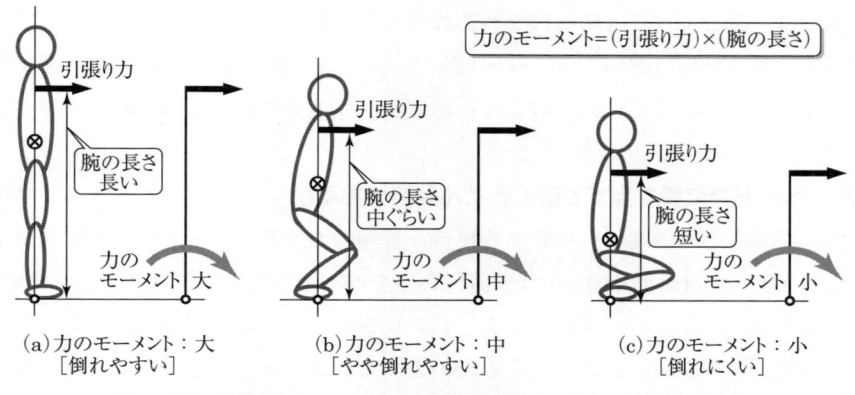

(c) 力のモーメント：小
［倒れにくい］

**図 4.30** 姿勢と力のモーメント（低い姿勢は倒れにくい）のボディメカニクス

大きな力のモーメントが作用します。そのため，力のモーメント（回そうとする能力）は大きいので倒れやすいということになります。

　このように，力の大きさと腕の長さ（肩から地面までの距離）によって倒れやすいかどうかが決まります。第3章で述べたように，倒れそうになったとき，人は片方の足を一歩前に出し，支持基底面を広げ，倒れるのを防ぎます。その足を踏み出す直前の力のモーメントは，"腕の長さ（図において肩から地面までの距離）"掛ける"力（引張り力）"です。力のモーメント（第3章参照）の意味はこれまで，何回も説明したように，「回そうとする能力」のことです。

　ここで，図4.30(a)のように，両足をそろえ起立している状態の力のモーメントを改めて考えてみましょう。図(a)は，図(b)や図(c)に比べて力のモーメントが大きいということは「腕の長さ」を比較することで理解できるでしょう。図(c)はしゃがんだ姿勢ですので，腕の長さ（力がかかる肩から地面までの距離）は短いので力のモーメントも小さく，倒れにくいことになります。つまり，地面に接触している足を回転中心と考え，その足のまわりを回そうとする能力が小さいので，図(c)は，図(a)，図(b)の姿勢より倒れにくいのです。運動会の綱引きで，選手は図(c)のように腰を下げて綱を引いています。これは，これまでの説明でわかるように，腰を上げて綱を引けば前に倒れてしまうからなのです。綱

4.5　負担が大きい看護・介護動作を考える

引きでは，腰を下げると同時に支持基底面も広く取っていることにも注目してください。看護動作においても，臥床患者のシーツを引いて移動する場合，腰を低くしましょう。そこには以上のようなボディメカニクス的な理由があるのです。

## (7) ベッド枠に膝を当てて引くとどんな得があるか

臥床患者をベッド端へ引き寄せる場合，看護師の膝頭をベッド枠に当て力を出すことがあります。図4.31(b) は看護師の膝をベッド枠に当てた様子を示します。この場合は，膝から肩までの長さを「腕の長さ」と考えると，図(a) の立位状態に比べて「腕の長さ」は短く，そのため力のモーメントも小さくなるので倒れにくくなります。もし膝をベッド枠に当てないとするなら，前述した図4.30(b) のような姿勢になります。図4.31(a) の立位状態での作業よりは，いくぶん倒れにくくなる程度ですが相変わらず倒れやすい姿勢です。しかし，図4.31(b) に示すように膝をベッド枠に当てると重心にかかる重力（上体部分の体重）も引張り力を補う（左回りの力のモーメント）ように作用するので，患者の背部のシーツを引くときに，大きな力を発揮できます。重力の活用という面から，この重心に作用する重力が左回りの力のモーメントに寄与しているということが理解できます。これは正にボディメカニクスの応用といえます。

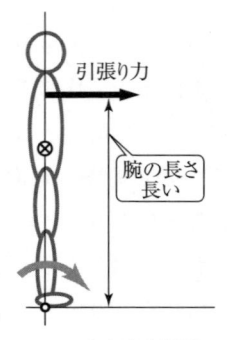

(a) 力のモーメントが大きく倒れやすい　　(b) 力のモーメントが小さく倒れにくい

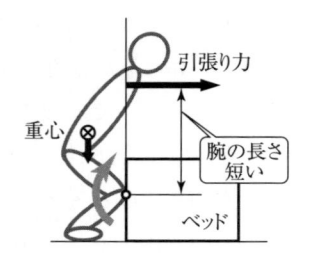

図 4.31　膝当てによる引張り力増強のボディメカニクス

## (8) 2人で移乗介助

　図4.32は，2人がかりで仰臥位のまま患者をベッドからストレッチャーへ移乗させる場面です。片方の看護師は引き動作を，もう一方の看護師は押し動作をしています。この図は介助支援動作の1シーンですが，移乗動作は刻一刻と変化していきます。図の左側の看護師は中腰になっています。このような姿勢が長く続くのは，腰部にとっては極めて危険ですので避けなければなりません。

　図4.33は，2人で患者を持ち上げ，頭部方向へ移動する介助動作を示します。この動作は，明らかに腰部にとって危険な姿勢です。それは，前屈状態で重い患者を持ち上げようとしているからです。イギリスではこの持ち上げ方法は「クレーダルリフト（cradle lift）」と呼ばれていて，極めて危険な持ち上げ動作だといわれています。こうした持ち上げ動作に，このような名称が与えられていると，看護技術の教育や臨床現場での情報伝達の際に何かと都合がよく，障害や過ちを起こしにくくなるのではないかと思われます。

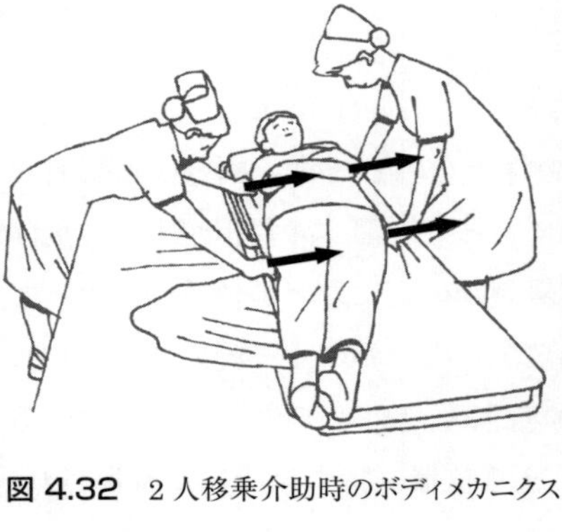

図4.32　2人移乗介助時のボディメカニクス　　図4.33　2人移動介助時のボディメカニクス

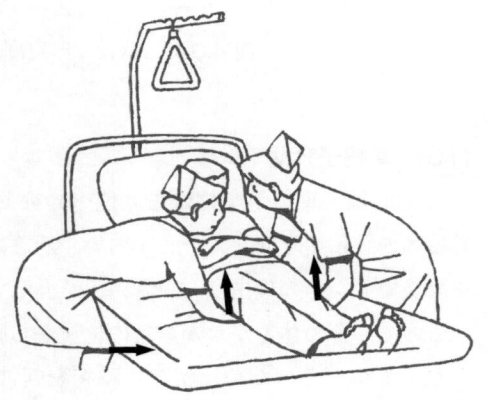

### (9) 2人で持ち上げ移乗介助

　図 4.34 は，2人がかりとはいえ，患者を重力に逆らって中腰で持ち上げている様子です．このような状態がなぜ危険かということは，図 4.33 でも第 3 章でも述べました．やや前傾した状態で，重い患者を持ち上げているわけですから，腰痛を被る可能性は高く，腰部にとって極めて危険な姿勢です．

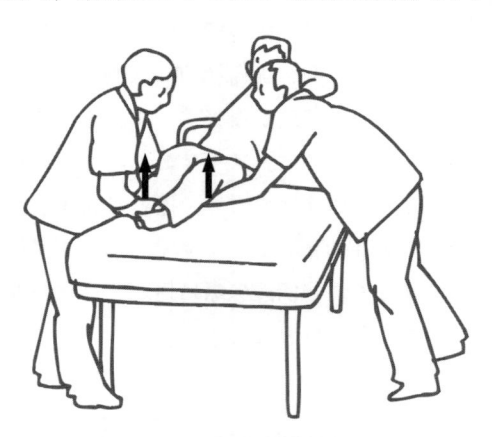

図 4.34　2人持ち上げ移乗介助とボディメカニクス

### (10) 車椅子介助

　図 4.35 は，車椅子座位から立位への介助の様子を示します．図 (a) は患者が看護師の首に手を回していますので，看護師にとって腰部への負担が大きく危険な姿勢です．その理由は，患者の手を介して看護師の首に患者の体重がかかっているので，その体重がかかる首の位置から腰部までのいわゆる"腕の長さ"が長いからです．そのため，腰部に障害を起こす危険が高いのです．図 (b) は患者が腰ベルトを着用していますので，患者を支える位置（持つ場所）が確保され，しかも看護師の姿勢もあまり前屈しないで介助できるので，安全といえます．

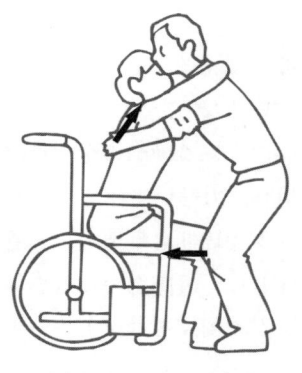

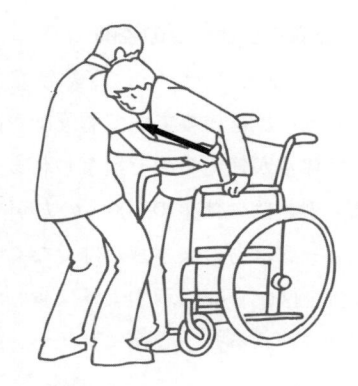

(a)危険な立ち上げ介助　　　　　(b)腰ベルト使用の立ち上げ介助

図 4.35　車椅子介助とボディメカニクス

## (11)　頭部持ち上げ枕交換

図 4.36 は看護師の片手をベッドに置き，他方の手で患者の頭を持ち上げている様子です。こうすることによって，看護師の右手がブリッジの橋げたのような役割を果たし，自身の重い上体をこの右手が支えてくれます。そのため，腰部にかかるはずの力のモーメントが緩和でき，腰部負担は減少します。

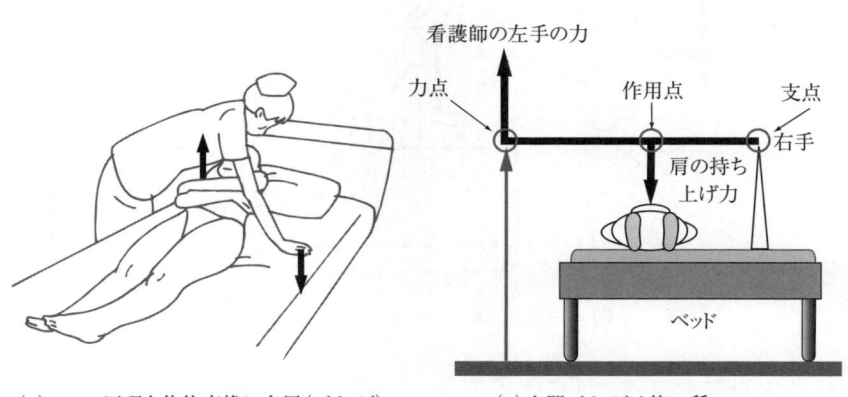

(a)テコの原理を体位変換に応用(ブリッジ)　　(b)人間ブリッジは第 2 種のテコ

図 4.36　頭部持ち上げ枕交換とボディメカニクス

4.5　負担が大きい看護・介護動作を考える

## (12) 心臓マッサージの姿勢

図 4.37 は心臓マッサージの姿勢です。心臓部に加える力について考えると，対象者が低い位置に寝ていて看護師が高い位置にいるなら，マッサージをするための力は体重が使えるので損なわれません。心臓の上に看護師の全体重がかけられれば，看護師の体重の 100％の力が心臓に作用し，力強い方法です。しかも心臓マッサージは力の大きさだけでなく，タイミングや周期も重要です。看護師の立つ位置を図①〜③に示すように少しずつ高くすれば，看護師の体重を押す力として有効に使えるし，心臓マッサージのタイミングや周期をコントロールできます。

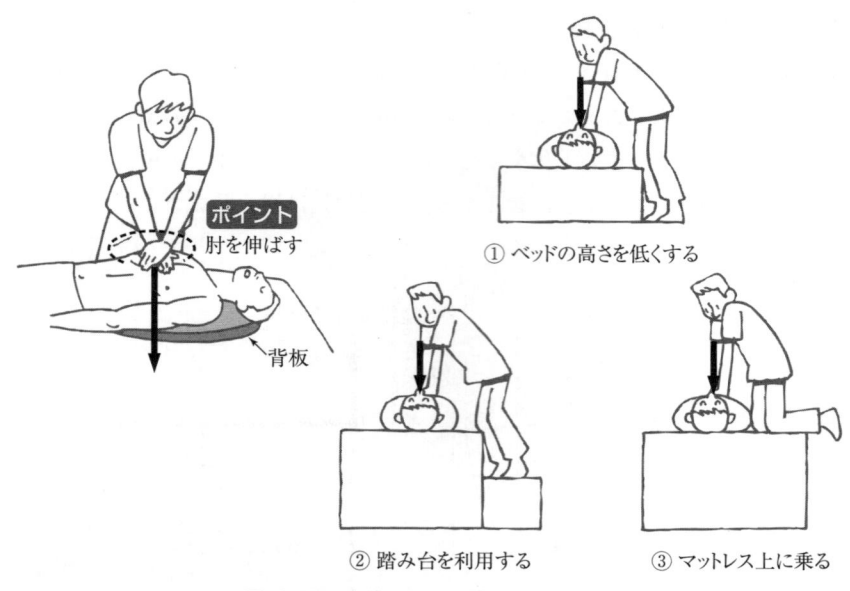

ポイント
肘を伸ばす
背板

① ベッドの高さを低くする
② 踏み台を利用する
③ マットレス上に乗る

**図 4.37** 心臓マッサージとボディメカニクス

## 4.6 用具を使用した看護・介護作業を考える

　医療技術が進み，ME 機器・検査装置・各種用具を使うことが多くなりました。こうした機器・用具を介して手術や医療検査が行われますので，その取り扱いの際の姿勢は重要です。ここでは，機器・用具を使う姿勢について考えてみます。

### (1) ME 機器の使用

　図 4.38 は臥床患者の血圧を測定している様子を示します。この作業でどのような力が作用しているかを見てみましょう。看護師の臀部は椅子座面に触れているので，体重が椅子座面を圧迫しています。その反力が臀部にかかっています。看護師の左手は軽く患者の手を握っているので，ここにも小さな力が作用しています。一方，患者の上腕にはマンシェットの圧力がかかっています。また，図示していませんが，患者はベッドから，自身の頭・胴体・脚の重さによる圧力を受けています。

　また，レントゲン撮影台に乗ったとき，患者にかかる力には恐ろしさを感じるものあります。それは，胃の中に入れたバリウムを動かすために，撮影台を回すことです。それにつれ患者の体も回されて，患者の身体にかかる重力方向が変わります。重力のかかる方向が変わると，人間は恐怖を感じます。

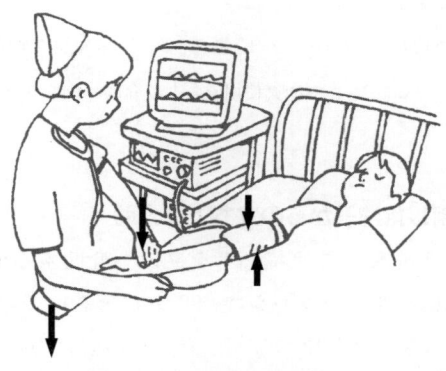

**図 4.38**　ME 機器の使用とボディメカニクス

## (2) ハンドリングスリングの使用

　図 4.39 は座位にある患者を立位へ介助する様子を示します。図 (a) は用具を使用しない持ち上げ動作ですが，図 (b) は「患者ハンドリングスリング」という介助用具を使用して持ち上げる様子を示します。図 (a) の直接持ち上げと比べ，図 (b) ではどこが異なるかというと，患者ハンドリングスリングを使うことによって，看護師の持ち上げ時の前傾姿勢が改善される点です。患者ハンドリングスリングは，縦 50cm，横 20cm，厚さ 0.5cm の大きさで，やや硬めの柔軟材料で作られ，長さ方向の両端に，指が入る大きな矩形状の穴が開いています。その両側の穴に 4 本の指を入れ，図 (b) に示すように患者の臀部に患者ハンドリングスリングを当てて持ち上げるのです。これを使うと約 10°看護師の前傾角度が小さくなり，持ち上げやすくなります。

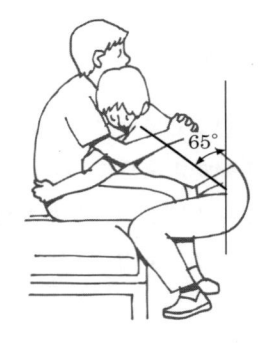

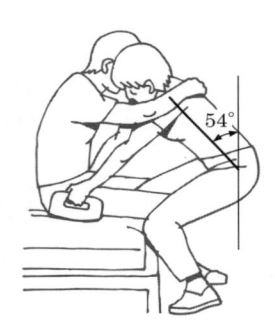

　　(a) 背部に手をかけた持ち上げ動作　　(b) 患者ハンドリングスリングを用いた持ち上げ動作

**図 4.39**　ハンドリングスリング使用立ち上げ介助とボディメカニクス

## (3) 腰ベルトを使用した椅子からの立ち上げ介助

　図 4.40 は，腰ベルトを使って座位患者を立位へ介助する様子を示します。この場合，患者の腰部にベルト（フレシキベルト）を巻いているので，図 4.39(b) の患者ハンドリングスリングと比べると，看護師の前屈姿勢はさらに改善されます。ところが，力を入れるとずり上がり，やや不安定なところがあります。しか

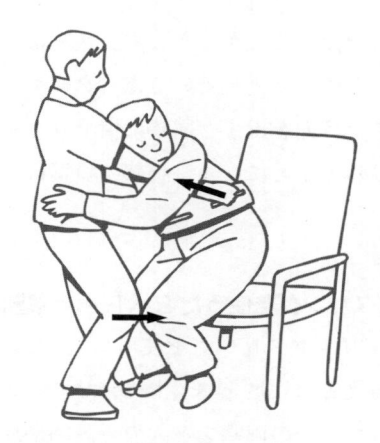

**図 4.40** 腰ベルト使用の立ち上げ介助とボディメカニクス

し，ベルトをしっかり締め，看護師がそのベルトの取っ手を握って動作を行えば，患者ハンドリングスリングより使いやすいかもしれません。問題は，腰ベルトを巻く手間が増えることです。

### (4) 腰ベルトとトランスボードを使用して車椅子からベッドへの移乗介助

図 4.41 は，腰ベルトを使って車椅子からベッドへの移乗を行っている様子を示します。腰ベルトには取っ手があるので，後ろに回した手でこの取っ手をつか

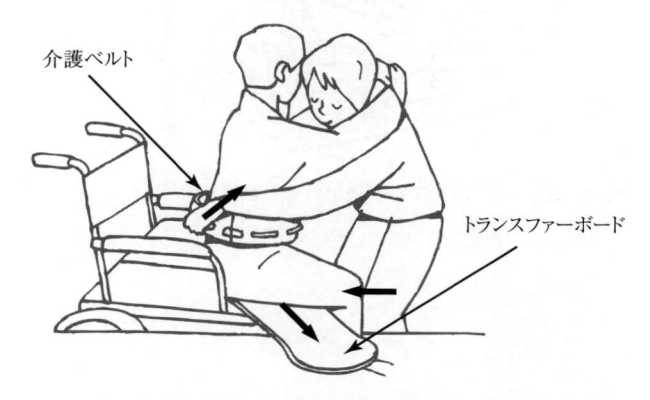

**図 4.41** 腰ベルト使用の移乗介助とボディメカニクス

むと安定して持ち上げ力を出すことができます。さらに，トランスファーボードを使用していますので，その上に座っている患者を横滑りさせることも容易にできます。この場合，持ち上げ力を出すと同時に横滑りさせるための力も出しますので，看護師は体幹をひねることになり，腰部の負担には十分注意する必要があります。

### (5) 患者ハンドリングスリングを使った2人による移動介助

図 4.42 は，患者ハンドリングスリングを使用して，2人で患者を持ち上げ移動させている様子です。看護師は片足をベッドに乗せています。患者の臀部をハンドリングスリングに乗せて，その両端を2人の看護師が片手で持ちます。さらに患者上腕を看護師の肩に当てていますので，看護師の肩部にも持ち上げ力はかかります。この図 4.42 の場合は，2人の看護師がそれぞれの肩と手を使い，重い患者を持ち上げ移動させているので，負担は1／2となります。

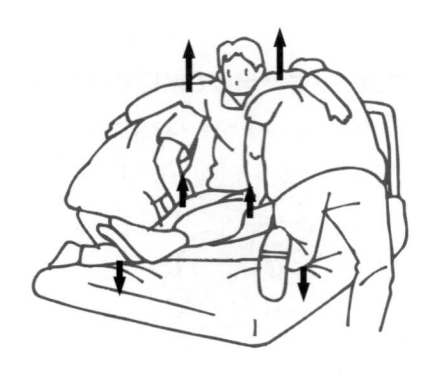

図 **4.42** ハンドリングスリング使用の2人移動介助とボディメカニクス

## (6) 入浴介助

図 4.43 は入浴介助の様子です。図 (a) は 2 人がかりで患者を浴槽に入れています。この場合は，2 人とも前傾姿勢で重い患者を抱えているので，腰部には極めて大きな負担を受けています。しかも抱えているのは人間ですので，保持する所は特定されます。そのため，患者を支える位置には十分配慮しなければなりません。このように考えると，図 (a) のような入浴介助は，介助者にも患者にも不安定な姿勢で危険を伴うので避けるべきでしょう。図 (b) は 1 人でも入浴介助が行えるように，機械の力を借りた入浴介助の様子を示します。このときの患者を上下する方法には，手動あるいはモータを使った自動があります。

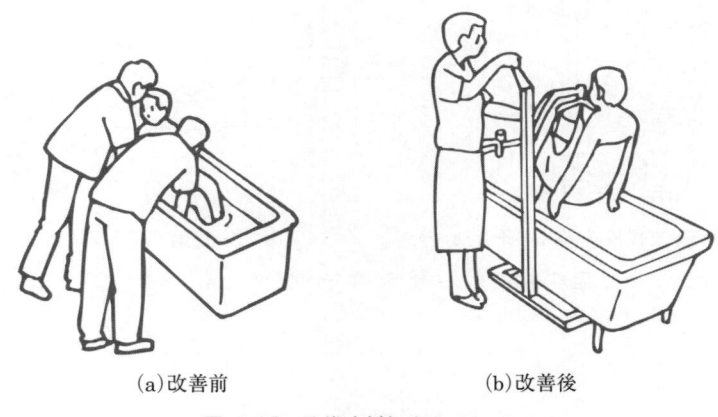

(a)改善前　　　　　　　　(b)改善後

**図 4.43**　入浴支援とボディメカニクス

## (7) リフター使用の移乗介助

患者をトイレ介助する場合，自力で歩いて行ければ理想です。それが不可能な場合は車椅子を使います。図 4.44 に示すような移乗支援装置もあります。これらの装置は，購入予算にもよりますが，使用環境によっても使える場合とそうでない場合があります。図 (a) に示すような移乗支援装置は，病室からトイレまで移動と着座を支援することができます。図 (b) は部屋にリフターを固定する支

援装置ですので，使える場所は限定されるでしょう。こうした支援補助装置はいろいろありますが，病棟のスペース，トイレのスペース，床面の状況など使用環境により，導入しても使えないことがあります。導入したけれど病室のベッド間のスペースが狭い，忙しいので装置を出し入れしている時間がない，などの理由で機械装置の使用は思うように行われていないところがあります。

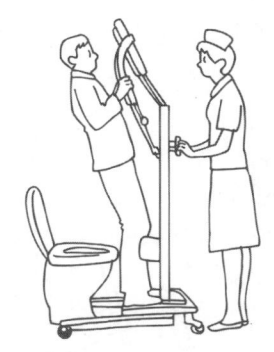

(a) 移乗支援装置による移乗介助　　(b) リフター移動・移乗支援介助

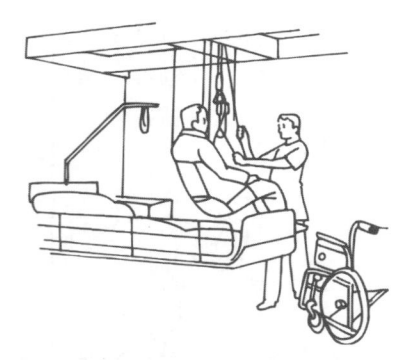

**図 4.44** リフター使用の移乗介助とボディメカニクス

## 4.7 看護・介護動作のエビデンスを考える

ここでは，ボディメカニクスの有効性を確かめる研究の一端を紹介します。こうした研究によって得られた看護動作のエビデンスは，臨床現場，看護・介護教育，障害予防に役立てることができます。

### (1) ベッド上で膝を立て自力で動く

図 4.45 は臥床者が膝を立てた様子です。膝を立てた状態で足に力を入れ，かつ臀部を若干持ち上げて足をつっぱるようにすると頭上方向へ移動できます。ただし，臥床者背面の摩擦により動きやすさは異なります。滑りやすいシーツを敷くと容易に動けるようになります。

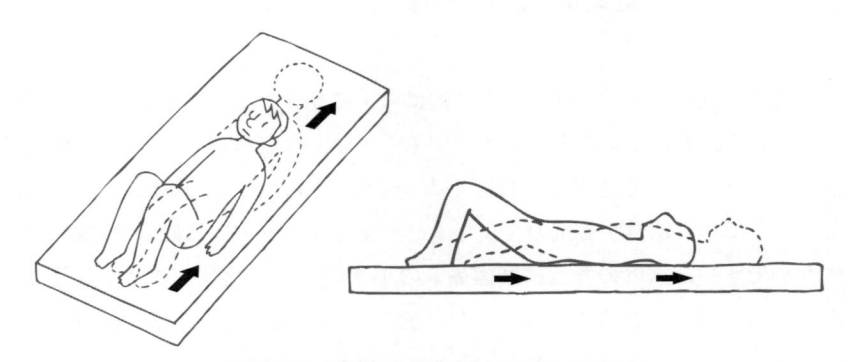

**図 4.45** 膝を立てて自力で動くボディメカニクス

### (2) 膝を立てた臥床者に外部から介助力を加え頭上方向へ移動する

図 4.46 は図 4.45 と同じ姿勢で，膝を立てた臥床者を真横から見た模式図です。ここで，臥床者の足部は介助者の膝部付近を使って固定されてあるとします。いま，図 (a) に示すように，臥床者の膝に介助者が移動方向に力 $F_1$ を図のように加えます。この力と同時に臥床者臀部を持ち上げるような力 $F_2$ を加えますと，臥床者は頭方向へ移動します。

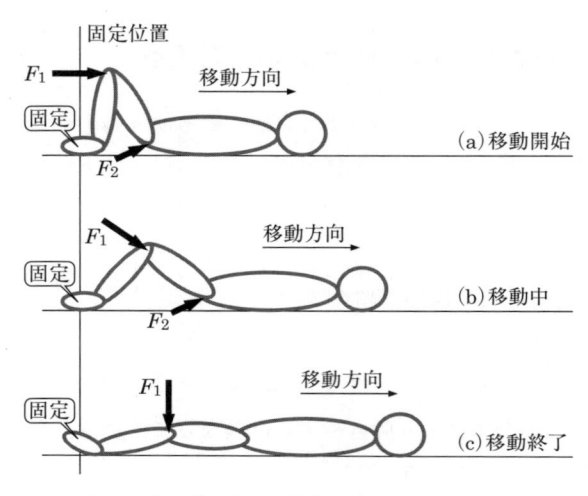

**図 4.46** 膝を立てた移動介助とボディメカニクス

　この動きの理屈をボディメカニクス的に考えて見ましょう。臥床者の足部は前述のように固定されているとします。図 (a) の膝頭に直角方向の力 $F_1$ は膝頭（下腿部）を回そうとする力です。臀部下方から加える力 $F_2$ は，臀部を持ち上げることによって体重に対する抗力を少なくし，上体を頭上方向に動かす摩擦力を減らすためです。臥床者の背面に摩擦係数の小さいシーツを敷くことが可能なら，さらに容易に移動できます。図 (c) の状態で力 $F_1$ を加えると，理論は省略しますが，移動方向の力は極めて大きくなることがわかっています。ただし，移動力は大きいのですが，移動変位は逆に極めて小さくなります。

　以上述べたように人間の骨格を機械のリンク機構のように考えますと，力学的な理屈の説明ができます。このように考えると，ボデイ（身体）とメカニクス（力学）が組み合わさったボディメカニクスという用語の意味が明らかになります。

## (3) 臥床者下肢の引き寄せとボディメカニクス

図 4.47 は下肢の引き寄せを行っている様子です．この場合も，下肢のどの部分を持ち上げ大腿部を回転させたらよいかということをボディメカニクス的に考えてみましょう．最初は，仰臥者の膝の後ろ側から垂直上方に持ち上げましょう．持ち上がり始めたら，大腿部は回転し始めますので，それにつれて図のように大腿部に直角になるように力 $F$ を加えると，力のモーメントが大きくなるので重い大腿部が楽に上がります．その力を入れ続けると，力のモーメントが大きいので，下肢を楽に引き寄せることができます．

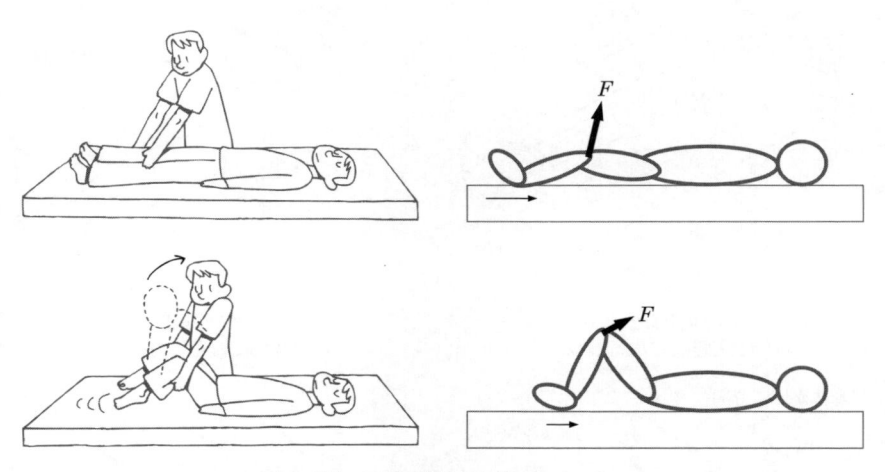

**図 4.47** 下肢引き寄せとボディメカニクス

## (4) 仰臥位から側臥位への体位変換

図 4.48 は，臥床者の仰臥位から側臥位への体位変換時に，膝を立てない場合と立てた場合で，介助作業の負担がどの程度減少するかを調べたときの実験の様子です。臥床模擬患者（以下患者という）の姿勢によって，ケース①～ケース④と各姿勢にケース番号を付け，実験を行いました。ケース別の実験内容を以下にまとめて説明します。実験を行う介助者の左右の手にはひずみゲージ式力変換器を装着し，左右の手にかかる力の連続データを測定できるようにしました。得ら

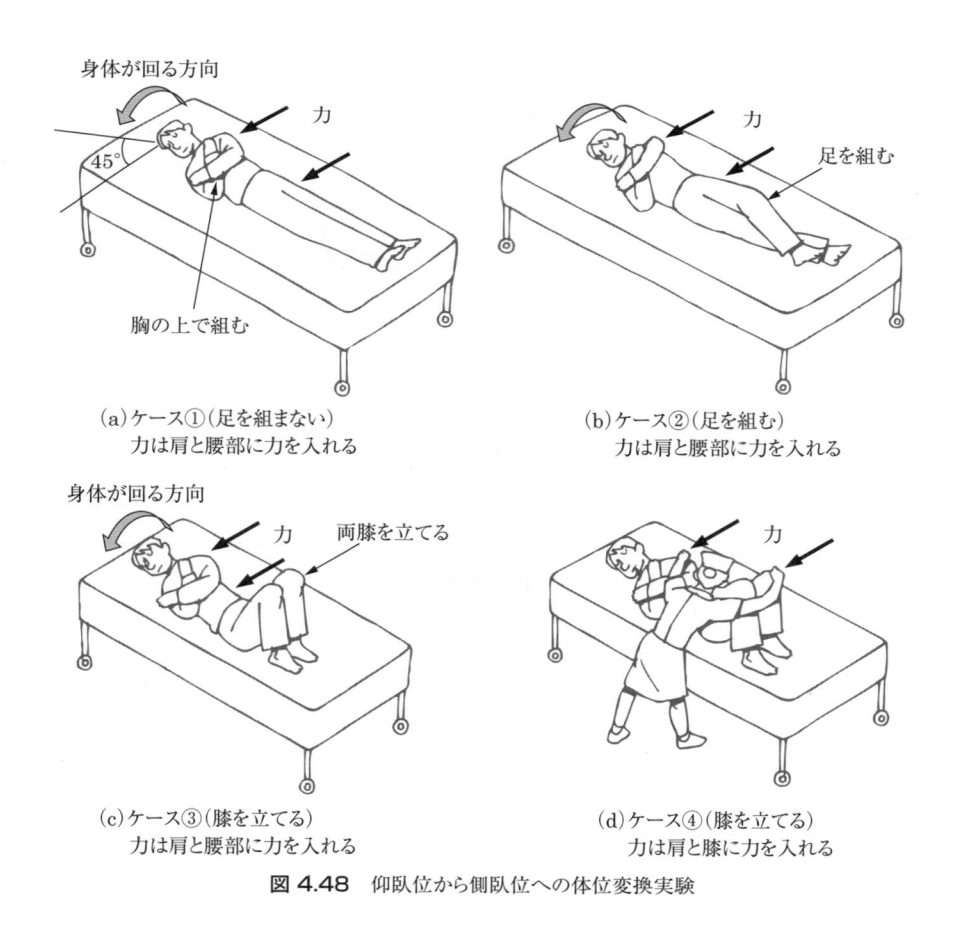

(a) ケース①（足を組まない）
　　力は肩と腰部に力を入れる

(b) ケース②（足を組む）
　　力は肩と腰部に力を入れる

(c) ケース③（膝を立てる）
　　力は肩と腰部に力を入れる

(d) ケース④（膝を立てる）
　　力は肩と膝に力を入れる

**図 4.48** 仰臥位から側臥位への体位変換実験

れたデータから両手にかかる力の最大合成力を求め，まとめた結果を紹介します。

ケース①：患者は足を組まず，介助者は患者の**肩**と**腰部**に力を入れて，側臥位に体位変換する

ケース②：患者は足を組み，介助者は患者の**肩**と**腰部**に力を入れて，側臥位に体位変換する

ケース③：患者は膝を立て，介助者は患者の**肩**と**腰部**に力を入れて，側臥位に体位変換する

ケース④：患者は膝を立て，介助者は患者の**肩**と**膝**に力を入れて，側臥位に体位変換する

図 4.49 は，前述したケース別に得られた実験結果です。この結果を見ると，患者にとってやや窮屈になるでしょうが，体位変換を行う前に患者の姿勢を整え，手・足を小さくまとめるとよいことがわかります。

両腕を組んだだけで体位変換を行ったケース①の場合，最大発揮力は約 17 〔kgf〕です。ケース②の足を組んだ場合は約 12 〔kgf〕，ケース③の膝を立てた

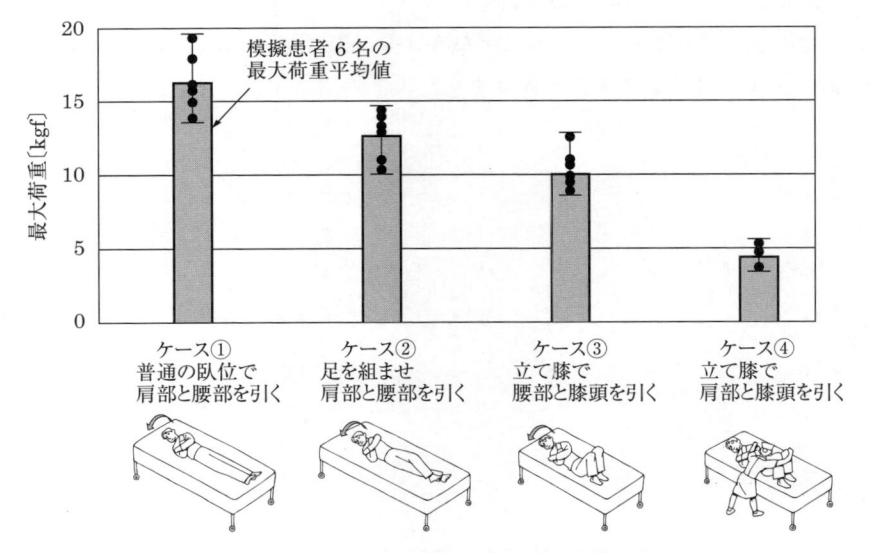

**図 4.49** 仰臥位から側臥位へ体位変換実験結果

4.7 看護・介護動作のエビデンスを考える

場合は 10〔kgf〕でした。手・足をまとめるといかに負担が小さくなるか，ここまでの実験結果によって明らかになりました。ところが，ケース④の，膝を立てて，その膝と肩に力を加えた場合は，約 4〔kgf〕となり，ケース①に比べると 1/3 の力で体位変換ができるのです。以上の実験によって，患者の身体を小さくまとめ，膝を立てテコの原理を活用するといかに負担が減るか，ということが実証されました。

### (5) 患者立ち上げ介助時の床反力

　図 4.50 は，椅子に座っている模擬患者（以下患者という）の立ち上げ介助時の床反力を示します。図 (a) の実験は椅子に座っている患者を，図中に示すように真上方向に抱き上げて立ち上がらせる動作実験結果（床反力）で，その最大床反力は約 130〔kgf〕です。ところが，図 (b) の椅子に座っている患者の上体を，前方にお辞儀をするように誘導してから立ち上げた場合（被介助者の上体を C 字を描くようにしながら持ち上げる）の最大床反力は，約 90〔kgf〕です。両者を比較すると明らかなように，時間はかかりますが，患者に一度前屈してもらってから立ち上げ支援すると，足にかかる負担（床反力）が直接持ち上げに比べ，約 40〔kgf〕減少することがわかりました。

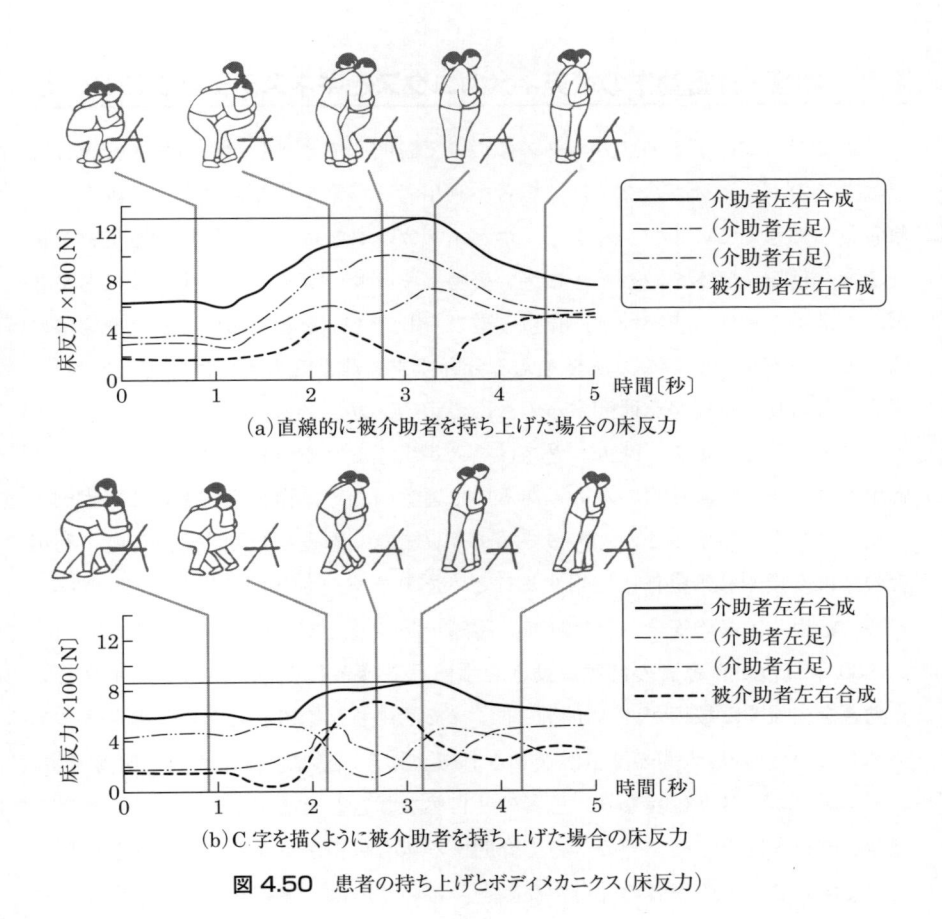

(a) 直線的に被介助者を持ち上げた場合の床反力

(b) C字を描くように被介助者を持ち上げた場合の床反力

**図 4.50** 患者の持ち上げとボディメカニクス（床反力）

4.7 看護・介護動作のエビデンスを考える

## 4.8 看護・介護動作のボディメカニクスとキネステティクについて

　これまで，主にボディメカニクスについて説明してきました。看護・介護分野では，このボディメカニクスは，患者や利用者を移乗・体位変換などで動かす対象者として考えています。しかし，ボディメカニクスは，生産現場で重量物を扱う場合，寝転んで本を読むときの悪い姿勢，マッサージを業務とする人たちやスポーツ選手の動作・姿勢など，仕事・遊び・レジャーなどにおける動きや姿勢に関しても，安全で安楽な方法を考える分野です。健常者あるいは障害者の歩く，座るなどの動きや姿勢を研究するのも，ボディメカニクスの応用分野です。このように考えると，ボディメカニクスは，人が生きるためのあらゆる動作や姿勢に応用されています。仕事のため，あるいは運動のために物を扱う場合に，ボディメカニクスを応用することもあるでしょう。また，看護・介護分野で患者・利用者の体位変換や移乗動作に応用することもあります。さらには自分自身の動き・姿勢に応用し，身の安全，負担軽減，腰痛予防に役立てることもできます。

　1980年ごろから患者の自然な動きを手伝う看護として，キネステティクという動きを支援する技術が，スイス・ドイツで活用され始めました。このキネステティクというのは，人間の「自然な動き」や「動きの感覚」を応用した概念です。ボディメカニクスとは異なり，患者の「自然な動き」を活用することで，患者の機能を維持・向上させ，その一方で介助する側も負担が少なくなる，新しい体位変換です。ここでの患者の「自然な動き」というのは，障害を持つ人なら動きや姿勢に，その障害による制約を受けた状態での自然な動きです。キネステティクは，このような動きと姿勢に合わせて支援する技術といえます。

　普通に行う介助動作においても，このような自然の動きにある程度配慮して，ボディメカニクス技術が応用されています。しかし，キネステティクの応用では，患者の意思・思い・意向・現状機能などを十分に考慮・配慮して，自然な動きを活用して動作支援をします。

　患者を助けるのが介助であって，動かすのは介助ではありません。介助者にとって楽であっても，動かされる患者にとって不快なこともあります。介助は，患

者と介助者の collaboration（協同，協力，援助，合作）です。介助は力を抜いた自然な動きを応用することが大切です。練習に練習を重ねて得られる看護技術は存在します。それは，自然な動きを最大限に引き出す看護として応用されます。このキネステティク技術を応用すると，患者と看護師双方に負担がかからずに患者の移動ができるようになります。

　看護や介護における動かし方の基本は，患者・利用者の自然な動きを手伝うように動かすことです。その動きは，言葉を交わすときのコミュニケーションと同様の，動きのコミュニケーションです。つまり，言葉ならそれに対する返答が必ずあるように，看護・看護の動きでは，介助者が誘導すればそれに従って患者がついてくる動きです。

　ボディメカニクスは患者を簡単に動かすための技術であるという指摘があります。しかし，人が重力下で動けば，疲労・負担・障害などを被ります。それが力学の問題として解決されるのです。キネステティクは，患者を動かす技術のひとつですから，広い意味ではボディメカニクスの範ちゅうに入ります。ボディメカニクスをまず理解した上でキネステティク技術を習得すれば，最良の看護・介護技術が習得できるのではないでしょうか。

　ボディメカニクスは「患者に与える負担は考慮されていない」「簡単に動かす考え方である」「普及しないのは動かす側に力を置いているからである」「動かされているという感覚である」「運ぶ人の負担の軽減に焦点が当てられている」「ボディメカニクスは力学的に解析しただけで，動きの感覚を考慮していない」，「荷物と同様に考え効率良く運搬することを目的としている」ともいわれます。

　ボディメカニクスの応用は広く，前述したように看護や介護のためばかりの技術ではありません。看護業務は，患者を介助するだけではなく，ベッドの高さを調整するために中腰になってクランクを回す，患者が寝ている重いベッドを搬送する，ベッドメーキングをする，重い薬品類や書類を運搬するなど，患者の直接介助以外の業務も沢山あります。このような業務は，患者との関わりがありませんので，動かす対象の自然な動きとか感覚ということは無視できます。

　これに対して，キネステティクの応用は，患者を対象にしていますので「患者

の意向」「患者の自然な動き」「患者の感覚」をつかみ，それに合わせて介助者側の援助方法を決めます。患者が動きたいというニーズに合致したケア，自分で動いている（動いた）感覚，自分で動きたいという気持ちを尊重し，ダンスをしているときのようにその動き・姿勢を見て，患者の動きや感覚に介助者が合わせて支援するというものです。

　ダンスを例に考えると，男性が女性の背中に当てた手を使い，わずかな力の合図を加えると女性はそれに応えるかのようにステップを踏むことができます。このように，介助者が手なり目で簡単な合図を送ったとき，それに応えるように患者自身が動いてくれるようになれば，上手な動きの支援が可能です。そうなるためには患者と看護師の間に，ある程度の言葉や動作のコミュニケーションが交わされ，相互理解をしておく必要があります。

　コミュニケーション（情報の伝達）には，「お互いの約束ごと」，そして「その約束ごとを伝達するための媒体の変化」が必要です。上述のダンスの場合は，男性の手（指先）が女性の背中を「軽く押す」という触覚サイン（信号）を送りました。その結果，背中を押されたので女性は前進（男性はバックする）します。外から見ると2人ペアのダンスは一体化された美しい滑らかな動きで踊っているように見えます。

　もうひとつ情報伝達の例を述べます。日本人が英国人に向かって「危ない！」という言葉を発したとします。英国人が日本語の「危ない！」を「dangerous」と解釈してくれれば危険を回避できます。しかし，もし日英の言葉の約束がなされていなければ「危ない！」の意味が分からず，この英国人は危険な目に遭うでしょう。このように「危ない」は「dangerous」の意味であるという約束がなされていることと，空気という音声を伝える媒体があるからこそ情報は伝わります。上述のダンスの場合は，「背中を押す」というのが媒体の変化，押されれば前進するというのが「約束」です。

　視覚と聴覚が不自由な患者に対しては，触覚を使うと情報を伝えることができるでしょう。例えば，手を一回握ると前に一歩前進するという約束をしておきます。一回「握る」が媒体の変化，一歩「前進」というのが，あらかじめの約束で

す。その約束を伝える手段が手を握るという触覚（媒体）です。

　キネステティクは看護・介護の動きに，コミュニケーションという考えを上手に導入しています。つまり，動きに約束をしておき，その約束励行を伝達するために言葉による合図（音声），身体に触れての合図（接触），目の動きによる合図（光）など媒体の変化を利用するのです。こうした約束と媒体の変化が患者と介助者双方の間で形成されているなら，患者にとっても介助者にとっても，理想に近い体位変換ができます。

　人間を対象に動かすならキネステティクがよいのですが，ボディメカニクスは人間を動かす技術のみならず物を動かす技術をも含むので，キネステティクとボディメカニクス両者の考究が必要です。

　キネステティクに関しては，日本キネステティク研究会が設立され，人の感覚と動き（キネステティク等）の概念に関する学術・技術的研鑽，および交流の中で看護を探求し，教育・実践を通した医療と福祉の向上，ひいては人々の生活の質（QOL）の向上に寄与することを目的にした活動が始まっています。皆さんがこのキネステティクとボディメカニクス技術両者を習得して，看護・介護技術が発展・向上することを期待します。

## 4.9　ボディメカニクスを振り返る

　私たちの日常活生活において，身体を動かさないときはまずないでしょう。ボディメカニクスは，身体活動に関することですので，だれもが知るべきであって，それを理解し活用すべきです。また，ボディメカニクスは，私たちの身体の動きと身体各部位の位置決めに関わるもので，身体をいやし，脊柱障害や頸部障害から自身を守るための方法です。そのため，ボディメカニクスの応用は，日常生活ではもちろんのこと，看護・介護者自身の動きにとっても，さらに患者・利用者の介助時の動きや姿勢にとっても重要です。したがって，ボディメカニクスによって，看護・介護動作中に起こるかもしれない脊柱障害や怪我からも身を守れる可能性があります。

　いかなる作業を行うときにでも，ボディメカニクスを常に実践するとよいでしょう。自身が行う仕事に対して自覚を持ち，例えば，もしも長時間立ち続けるとか座り続ける作業で背中が痛いなら，足を伸ばしたり，座り方を変えたりすべきです。重量物を持ち上げるような場合は，背中を曲げないことです。背すじを正し，膝を曲げ，身体を低くし，足の大きな筋肉を使って持ち上げるべきです。こうすることによって，物や人を持ち上げる，運ぶ，移動することを容易にし，有効に身体を活動させ，脊柱にかかる緊張や負担を減らすことができます。

　ボディメカニクスで重要なのは，身体の姿勢です。その姿勢は，立つ，座る，横たわるとき，重力に対して身体が真っ直ぐになるように，身体部位の位置関係を維持するのがよいのです。よくない姿勢では，ある部分の筋肉や靭帯に余分な圧縮力（圧迫力）がかかります。そうすると長時間立ったり，座ったりすることができなくなるかもしれません。椅子からの立ち上がりが困難になるとか，仕事が終わるころになると疲労を感じるかもしれません。これに対して，正しい姿勢とは，筋肉，靭帯，関節にかかるストレスが最少になるよう身体部位の位置関係を保つことです。これには筋肉，靭帯にかかる負担を最少にしながら，起立，歩行，座位，臥位，作業姿勢・動作などができる身体部位の訓練が必要です。

　以下に，ボディメカニクスに関わるキーワードを列挙します。

> 身体の安全／自然体／正しい姿勢／不自然な姿勢／不注意な行動／エネルギー消費／解剖学的・生理学的な効率／危険回避／身体バランス／コントロール（制御）／ストレス減少／重力方向に重い物を持ち上げない／精神的な圧迫／心身の緊張／背中と首を真っ直ぐに／大きく強い筋肉（胸，足，胴体）の使用／支持基底面を広く取る／短いテコを使う／運搬物の重心を身体に近づける／持ち上げずに押す，引く，滑らす／上体回転と同時に足・臀部も回す／両手で等しい重量物を支える／小さくまとめる／荒地，段差のある所，縁石をまたぐ場合，背中をねじらない／道が凍ったり雪が降ったりした場合は外にでない／重量物持ち上げ時に臀部や膝は曲げない／物は両手で持ち，胸と肩の間の高さで運ぶ／背部の筋肉は使わず，下腿部・臀部の大きい筋肉を使う／物を持ち上げる場合，脊柱を使わず脚を使う／物は引くより押すほうが安全／脊柱をねじる必要がある場合は体全体をねじる／苦痛，不安，疲労がないように努力する

以上のキーワードを意識し，正しい姿勢・正しい動作を行い，脊柱障害・頸部障害を被らないことを願う次第です。

# 参考文献

1) 伊丹君和『看護者の腰痛予防のためのボディメカニクス教育』大阪大学教育学年報 第13号, 17-28, 2008
2) 寺島彰『介護職のための正しい介護術 －負担が軽くなるボディメカニクスを活用！』成美堂出版, 2006/6
3) 川島みどり『第2版 目でみる患者援助の基本』医学書院, 2004
4) 平田雅子『ベッドサイドを科学する』学習研究社, 1993
5) 大河原千鶴子, 酒井一博編集『看護の人間工学』医歯薬出版, 2002
6) 小川鑛一『イラストで学ぶ看護人間工学』東京電機大学出版局, 2008
7) 小川鑛一『看護動作を助ける基礎人間工学』東京電機大学出版局, 1999
8) 小川鑛一, 鈴木玲子, 大久保祐子, 國澤尚子, 小長谷百絵『看護・介護のための人間工学入門』東京電機大学出版局, 2006
9) 小川鑛一他『看護動作のエビデンス』東京電機大学出版局, 2003
10) 多々良陽一, 小川鑛一『機構学』共立出版, 1977
11) E. グランジャン著／中迫勝, 石橋富和訳『産業人間工学』啓学出版, 1992
12) 田中久一郎『摩擦のおはなし』日本規格協会, 1994
13) 河野彰夫『摩擦の科学』裳華房, 1989
14) フランク・ハッチ他著, 澤口裕二翻訳『看護・介護のためのキネステティク』日総研出版, 2004
15) フランク・ハッチ, レニー・マイエッタ著, 澤口裕二翻訳『キネステティク 健康増進と人の動き』日総研出版, 2004
16) 澤口裕二『さあさんのキネステティク』日総研出版, 2003
17) 東京海上日勤メディカルサービス企画部メディカルリスクマネジメント『看護の現場でヒヤリ・ハット発生！とっさの対処法76』日総研出版, 2008
18) 小川鑛一『「看護の教育に人間工学を取り入れて』Quality Nursing, Vol.4, No.12, 12-19, 1998

19) 小川鑛一『看護作業の負担を軽減する人間工学的研究 [1]，「看護者の腰痛と補助機器の要望に関するアンケート調査」』Quality Nursing, Vol.5, No.5, 69-75, 1999
20) 小川鑛一『看護作業の負担を軽減する人間工学的研究 [2]，「手足に加わる看護作業中の力と加速度の測定について」』Quality Nursing, Vol.5, No.6, 65-69, 1999
21) 小川鑛一『看護作業の負担を軽減する人間工学的研究 [3]，「部分を知って全体を知る研究」』Quality Nursing, Vol.5, No.7, 59-62, 1999
22) 小川鑛一『看護作業の負担を軽減する人間工学的研究 [4]，「飛び降りても助かる研究」』Quality Nursing, Vol.5, No.8, 81-85, 1999
23) 小川鑛一『看護作業の負担を軽減する人間工学的研究 [5]，「物や人を動かす場合の手足の力」』Quality Nursing, Vol.5, No.9, 75-80, 1999
24) 小川鑛一『看護作業の負担を軽減する人間工学的研究 [6]，「看護に役立つボディメカニクスの実証」』Quality Nursing, Vol.5, No.10, 100-104, 1999
25) 小川鑛一『看護作業の負担を軽減する人間工学的研究 [7]，「重心動揺による看護作業評価の試み」』Quality Nursing, Vol.5, No.11, 72-77, 1999
26) 小川鑛一『看護作業の負担を軽減する人間工学的研究 [8]，「コップを持つ手の巧みな把持力について」』Quality Nursing, Vol.5, No.12, 57-61, 1999
27) 小川鑛一『看護作業の負担を軽減する人間工学的研究 [9]，「臥位患者の移動作業に要する力について」』Quality Nursing, Vol.6, No.1, 79-84, 1999
28) 小川鑛一『看護作業の負担を軽減する人間工学的研究 [10]，「生き物固有の滑らかな動きサイバネティックモーション」』Quality Nursing, Vol.6, No.2, 72-77, 1999

# 索引

## ■あ行
圧縮力 …………………………………… 63, 66
圧力 ……………………………………… 59, 70
安定 ………………………………………… 127

移乗介助 …………………………………… 165
移乗支援装置 ……………………………… 174
移動介助 ……………………………… 161, 162
引力 ………………………………………… 75

腕の長さ …………………………………… 116
運動力 ……………………………………… 39

ME 機器 …………………………………… 169
遠心力 ……………………………………… 73

重さ ………………………………………… 75

## ■か行
加速度 ……………………………… 39, 73, 75
環境整備 …………………………………… 152
慣性 ………………………………… 14, 45, 85
慣性の法則 ………………………… 14, 15, 34
慣性力 ……………………………………… 9

キネステティク …………………………… 182
仰臥位 ……………………………………… 178
キログラム重 ……………………………… 76

腰ベルト …………………………………… 171
コミュニケーション ……………………… 184

## ■さ行
座位姿勢 …………………………………… 21
作用・反作用の法則 …………………… 65, 81

作用点 ……………………………………… 108
三角関数 …………………………………… 68

CG ………………………………………… 96
支持基底面 ……………………… 32, 91, 98
自然な動き ………………………………… 182
質量 …………………………………… 39, 75
質量中心 …………………………………… 91
支点 ………………………………………… 108
重心 …………………………………… 52, 91, 96
重心位置 …………………………………… 7
重心線 ………………………………… 7, 30, 91
重心動揺 …………………………………… 94
自由落下 …………………………………… 79
重量 ………………………………………… 75
重量物持ち上げ …………………………… 142
重力 ………………………… 23, 28, 46, 61, 66, 76, 91
重力加速度 ………………………………… 75
衝撃力 ……………………………………… 61
情報伝達 …………………………………… 184
食事介助 …………………………………… 153
食事準備 …………………………………… 150
心臓マッサージ …………………………… 168
身体部位 …………………………………… 24

垂直抗力 …………………………………… 80
垂直性分 …………………………………… 67
水平成分 …………………………………… 67
ずれ ………………………………………… 66

静的活動 …………………………………… 20
静的な力 …………………………………… 61
静的負担 …………………………………… 45
脊柱障害 …………………………………… 138
前傾作業 …………………………………… 47
前傾姿勢 …………………………………… 48

せん断力 …………………… 46, 63, 64, 66
洗髪介助 ……………………………… 156

側臥位 …………………………………… 178
速度 ……………………………………73, 75
足浴介助 ……………………………… 157

■た行
第1種のテコ …………………………… 108
第2種のテコ …………………………… 108
第3種のテコ …………………………… 109
体位変換 …………………… 141, 142, 159, 178
体重 ……………………………………… 76

力 ………………………………………… 73
力の作用点 ……………………………… 67
力のモーメント ……………… 11, 35, 114, 163
注目点 …………………………………… 30
中立 …………………………………… 129

テコの原理 ……………………………… 107
手すり …………………………………… 38

動的活動 ………………………………… 20
動的な力 ………………………………… 61
動的負担 ………………………………… 45
投薬介助 ……………………………… 154
トランスファーボード ………………… 147

■な行
ニュートン ……………………………… 76
ニュートンの慣性の法則 ……………… 85
ニュートンの第二の法則 ……………… 75
入浴介助 ……………………………… 173

寝返り ………………………………… 146

■は行
バイオメカニズム ……………………… 23
履物介助 ……………………………… 155
ハンドリングスリング ………… 170, 172
反力 ……………………………………… 12

引張り力 ……………………………… 62, 51

不安定 ………………………………… 127
VDT作業 ………………………………… 44

ベクトル …………………………… 42, 66
ベッドメーキング …………………… 152
変位 ……………………………………… 73
ボディメカニクス ………… 1, 23, 54, 145

■ま行
枕交換作業 …………………………… 156
摩擦 …………………………………15, 81
摩擦係数 ………………………………… 82
摩擦抵抗 ………………………………… 50
摩擦力 …………………………………… 82

脈拍測定 ……………………………… 154

モデル …………………………………… 57
モンキーポール ……………………… 148

■や行
床反力 ………………………………… 180

腰痛防止 ……………………………… 140
腰痛予防 ……………………………… 139

■ら行
力学 ……………………………………… 57
力学的原理 ……………………………… 54
力点 …………………………………… 108
立位姿勢 ………………………………… 30
リフター ……………………………… 173
リンク機構 …………………………… 176

索引 191

【著者紹介】

小川鑛一（おがわ・こういち）

| 学　歴 | 早稲田大学第二理工学部卒業（1963） |
|---|---|
| | リーハイ大学工学部修士課程修了（1965） |
| | 工学博士（1985） |
| 職　歴 | 航空宇宙技術研究所技官 |
| | 東京工業大学工学部助手 |
| | 放送大学助教授 |
| | 東京電機大学理工学部教授 |
| 著　書 | 「介護のためのボディメカニクス」共著，東京電機大学出版局 |
| | 「看護の環境と人間工学」サイオ出版 |
| | 「看護・介護のための人間工学入門」共著，東京電機大学出版局 |
| | 「看護動作のエビデンス」共著，東京電機大学出版局 |
| | 「イラストで学ぶ 看護人間工学」東京電機大学出版局 |
| | 「人と物の動きの計測技術」東京電機大学出版局 |
| | 「看護動作を助ける 基礎 人間工学」東京電機大学出版局 |
| | 「初めて学ぶ 基礎 制御工学」共著，東京電機大学出版局 |

## 看護・介護を助ける　姿勢と動作　　イラストで学ぶボディメカニクス

2010年6月30日　第1版1刷発行　　　　ISBN 978-4-501-41860-1 C3047
2023年11月20日　第1版4刷発行

著　者　小川鑛一
　　　　Ⓒ Ogawa Koichi　2010

発行所　学校法人 東京電機大学　〒120-8551 東京都足立区千住旭町5番
　　　　東京電機大学出版局　Tel. 03-5284-5386（営業） 03-5284-5385（編集）
　　　　　　　　　　　　　　Fax. 03-5284-5387　振替口座 00160-5-71715
　　　　　　　　　　　　　　https://www.tdupress.jp/

JCOPY ＜（一社）出版者著作権管理機構　委託出版物＞
本書の全部または一部を無断で複写複製（コピーおよび電子化を含む）することは，著作権法上での例外を除いて禁じられています。本書からの複製を希望される場合は，そのつど事前に（一社）出版者著作権管理機構の許諾を得てください。また，本書を代行業者等の第三者に依頼してスキャンやデジタル化をすることはたとえ個人や家庭内での利用であっても，いっさい認められておりません。
［連絡先］Tel. 03-5244-5088, Fax. 03-5244-5089, E-mail：info@jcopy.or.jp

印刷：新灯印刷㈱　　製本：渡辺製本㈱　　装丁：高橋壮一
落丁・乱丁本はお取り替えいたします。　　　　　　Printed in Japan